유방암, 걱정마

유방암, 걱정마

지은이 이민혁, 이지연
펴낸이 안용백
펴낸곳 (주)넥서스

초판 1쇄 발행 2011년 11월 15일
초판 2쇄 발행 2011년 11월 20일

2판 1쇄 발행 2016년 7월 5일
2판 2쇄 발행 2016년 7월 10일

출판신고 1992년 4월 3일 제311-2002-2호
04044 서울시 마포구 양화로 8길 24
Tel (02)330-5500 Fax (02)330-5555

ISBN 979-11-5752-863-9 13510

저자와 출판사의 허락 없이 내용의 일부를
인용하거나 발췌하는 것을 금합니다.
저자와의 협의에 따라서 인지는 붙이지 않습니다.

가격은 뒤표지에 있습니다.
잘못 만들어진 책은 구입처에서 바꾸어 드립니다.

•본 책은 《혹시 내가 유방암에 걸린 것은 아닐까?》의 개정판입니다.

www.nexusbook.com

넥서스BOOKS는 (주)넥서스의 실용 브랜드입니다.

유방암 명의가 풀어놓는 가슴 건강 이야기

유방암, 걱정마

이민혁·이지연 지음

넥서스BOOKS

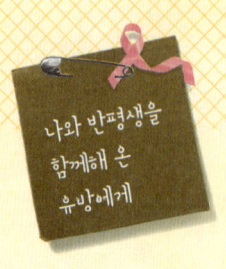
나와 반평생을
함께해 온
유방에게

　유방 외과 전문의로 삼십 년을 넘게 살아왔지만 너에게 편지를 쓰는 것은 처음인 것 같다. 그동안 다양한 모습을 한 너를 만나 왔지만 아직도 네 모습을 보면 조금은 마음이 설렌다. 너를 진찰하고 치료하고 수술하면서 항상 너를 사랑하고 이해하기 위해 노력해 왔단다. 다른 곳은 조금만 이상이 와도 금방 병원에 찾아가면서 너에게는 이상이 생겨도 부끄럽다는 이유로 병원을 찾지 못하고 병을 키우는 여성들을 보면서 안타까운 심정을 느낀 적이 한두 번이 아니었지. 그래서 너에 대한 이야기를 사람들에게 해 주고 싶었어.

　네가 어떤 신비한 구조들로 이루어져 있는지, 네가 어떻게 시간의 흐름에 따라 살아 숨 쉬는지 그리고 너를 지키기 위해 할 수 있는 작은 노력들과, 알고 보면 어렵지 않은 유방암 이야기까지 사람들에게 모두 알려 주려고 마음먹었단다.

　그런데 말이야. 너에 대한 이야기를 준비하면서 내가 한 가지 깨달은 것이 있어. 너에 대해서 누구보다 잘 알고 있다고 자부했지만 사실은 나 역시 너의 진짜 모습에 대해서는 모르는 것이 많았다는 거야. 너의 존재는 여성 각자의 인생을 지니고 있다는 사실을 난 그동안 잊고 있었던 것 같아. 네가 크건 작건 혹은 수술로 네 한쪽이 잘라져 나갔건 그건 모두 마찬가지였어. 너로 인해 여성은 더 아름다워지고, 엄마가 되고, 또 시간이 흘러가면서 결국 너와 함께 늙어 가더구나.

> 여성의 인생을 대변해 주기도 하는 너를
> 암으로부터 지켜 주고 싶단다.

이제는 너에 대한 이 모든 이야기를 사람들과 함께 나누려고 해. 너의 이야기를 듣고 나서 여성들이 너를 더 잘 이해하고, 사랑하고, 지켜 주었으면 하는 바람이야.

앞으로도 진료실 안에서 너와 함께 수많은 여성의 인생을 마주하게 되겠지? 이제 너의 진짜 모습을 잘 알았으니 앞으로도 널 지키기 위해 더 많이 노력할게.

이민혁

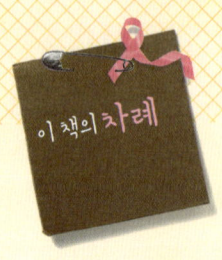

이 책의 차례

나와 반평생을 함께해 온 유방에게   4

PART 1 유방이란 무엇인가?
- **01** 여자에게 유방이 존재하는 이유   10
- **02** 쉽게 풀어 보는 가슴 구조   14

PART 2 모유 수유
- **01** 엄마가 되기 위한 유방   26
- **02** 모유 수유   28

PART 3 유방의 확대와 축소
- **01** 유방 확대술   48
- **02** 유방 축소술   58

PART 4 유방 질환
- **01** 유방통   68
- **02** 유두 분비   78
- **03** 여성형 유방   88
- **04** 염증성 유방 질환   100
- **05** 유방 혹   108

PART 5 유방암

- **01** 유방암에 대한 모든 것 — 120
- **02** 유방암 위험인자와 예방 — 132
- **03** 유전성 유방암 — 148
- **04** 유방암 조기 발견 — 156
- **05** 유방암 자가 진단 — 162
- **06** 유방 진찰하기 — 172
- **07** 유방암 영상 검사 — 182
- **08** 유방암 조직 검사 — 198
- **09** 유방암 치료 — 204
- **10** 유방암 치료, 그 후 — 228
- **11** 유암방 수술 후 운동법 — 238
- **12** 유방암 치료의 부작용, 림프 부종 — 250
- **13** 유방암 치료 후 관리 — 260

부록 역사 속 유방 이야기 — 268

나의 친구 유방에게 — 282

여성의 가슴을 아름다워도 아름답다고 말하지 못하는 이유는 무엇일까?
바로 성적인 이미지가 주는 은밀함 때문이다.
물론 남성들이 여성의 가슴을 통해 성적 매력을 느끼는 것은 사실이지만
여성의 가슴을 은밀한 성적 대상으로 치부할 수만은 없다.
그렇다면 도대체 유방은 무엇일까? 무슨 일을 하고, 왜 존재하며,
유방을 위해 할 수 있는 노력에는 어떤 것들이 있을까?

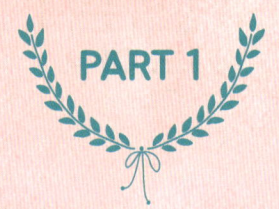

PART 1

유방이란 무엇인가?

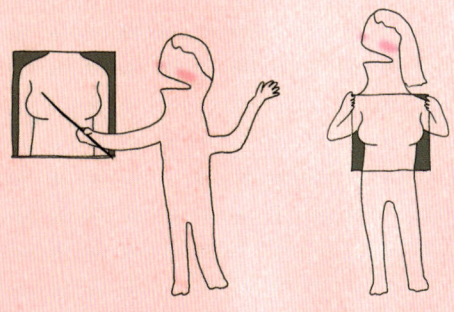

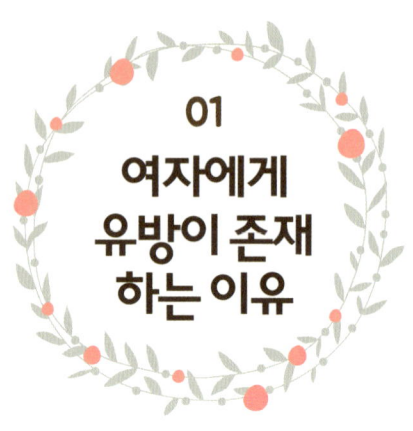

01 여자에게 유방이 존재하는 이유

생명의 시작

어렸을 때 엄마나 할머니의 품에 안겨 가슴을 손으로 만지면서 잠들었던 기억이 있을 것이다. 유방(流芳)이라는 말 자체가 한자로 '젖이 모여 있는 방'이라는 뜻인 만큼 유방 하면 아기에게 젖을 주는 어머니의 모습이 가장 먼저 떠오른다. 여성의 유방은 오랜 인류의 역사에서 수억 년 동안 갓 태어난 아기의 유일한 양식인 젖을 제공해 주었고, 그 양식을 통해 인류는 살아남고 문명을 퍼뜨릴 수 있었다. 그렇게 생각하면 모든 문명은 여성의 젖꼭지에서 시작되었다고 해도 과언이 아니다.
하지만 모유 수유를 하지 않아도 아기가 충분히 자랄 수 있는 요즘 시대에 '젖이 나오는 방'이라고 유방을 한정 짓기에는 아쉬운 게 있는 것이 사실이다.

은밀한 성의 상징

성인 남녀가 함께 서 있을 때 누가 남성이고 누가 여성인지 구분할 수 있는 가장 큰 차이는 무엇일까? 물론 남녀는 얼굴 생김새도, 목소리도 다르다. 그런데 요즘은 남자도 머리를 기르고, 화장도 해서 가끔은 여자보다 더 예쁜 남자가 TV에 나오고, 여자도 스포츠 머리에 바지 정장을 입으면 예쁜 소년처럼 보이기도 한다. 이 속에서도 남녀를 확실히 구분지어 주는 것이 있는데 그중의 하나가 바로 가슴이다. 가슴이 여성을 여성스럽게 보이게 해 주는 아름다움의 대표 주자라는 것에 이의를 제기하는 사람은 없을 것이다. 하지만 아름다운 여성의 가슴을 대놓고 아름답다고 이야기하는 사람은 많지 않다.

"네 유방은 꼭 사과처럼 동그랗고, 봉긋하게 솟은 게 정말 예쁜 것 같아."
여성의 가슴에 감탄한 남성이 이렇게 말한다면 어떻게 될까? 아마 성희롱으로 고소를 당할 것이다.

여성의 가슴에 대해 아름다워도 아름답다고 말하지 못하는 이유는 무엇일까? 바로 성적인 이미지가 주는 은밀함 때문이다. 물론 여성의 젖꼭지는 대표적인 성감대이고 남성들이 여성의 가슴을 통해 성적 매력을 느끼는 것도 사실이다. 하지만 여성의 가슴은 감추어야 하는 은밀한 성적 대상만은 아니다.

대중 매체 속의 유방

여성의 가슴은 많은 대중 매체에서 선정적으로 묘사된다. '모 여가수 가슴 C컵?', '진짜 자기 가슴일까?'와 같은 외설적인 기사부터 여성의 가슴을 노골적으로 훑어 내리는 카메라까지……. 때로는 가슴이 작은 여성을 희화화해서 표현하기도 하고 가슴이 크면 여성의 외모에 정점을 찍은 것처럼 호들갑을 떨기도 한다.

물론 수천 년 전부터 여성의 가슴은 섹스 심벌이었다. 하지만 가슴에 대한 관심이 지나치게 성적인 면에만 치우치는 것은 안타까운 일이다. 그래서인지 가슴에 대한 관심이 커지면 커질수록 가슴은 자꾸만 음지로 숨어들어 간다. 가슴을 양지로 끌어내리려는 긍정적인 노력이 끊임없이 이루어지고 있지만 지나치게 성적으로만 여성의 가슴을 바라보는 시선을 거두어 내기에는 아직 역부족이다.

암, 유방을 넘보다

우리나라에서 유방암 발병률이 나날이 높아져 가면서 가슴에 대한 관심도 함께 높아지고 있다. 가슴 건강에 관심을 기울이기 시작한 것은 무척 반가운 소식이지만 문제는 그 관심이 공포에 가까운 경우가 많다는 사실이다.

유방 클리닉을 찾아온 여성들의 이야기를 듣다 보면 놀랄 때가 있다. 얼마 전에 누가 유방암에 걸려 가슴을 다 잘라 냈는데 결국은 재발이

되어 죽었다느니, 가슴에 혹이 만져지면 이미 암이 최소한 3기여서 치료가 힘들다느니……. 이미 본인들이 진단부터 판정, 치료, 예후까지 모두 마치고 오는 경우가 대부분이다. 하지만 안타깝게도 여성들이 유방 건강에 대해 가지고 있는 지식은 잘못된 것이 많다.

가슴을 단순히 성적인 존재로만 보는 것만큼이나 나쁜 것이 유방암을 죽음을 몰고 오는 공포의 대상으로만 보는 것이다. 유방암에 대한 걱정은 무척 많으면서 막상 그 걱정 때문에 모르는 게 약이라며 유방암 조기 검진은 절대 하지 않는 여성들을 보면, 무지가 공포를 낳고 그 공포가 결국 건강에 해를 끼칠 수 있다는 사실을 실감하게 된다.

가슴은 여성의 성을 상징하기도 하고, 아기의 생명을 연장시키는 모유를 생산하기도 하며, 암이 발병하면 여성의 건강을 위협하기도 한다. 그렇다면 우리는 이 '멀티' 유방에 대해서 얼마나 제대로 알고 있을까? 무슨 일을 하고, 왜 존재하며, 건강한 유방을 지키기 위해 어떤 노력을 해야 할까? 지금부터 음지로 숨어들어 간 유방을 햇빛 속으로 끌어내 하나하나 파헤쳐 보자.

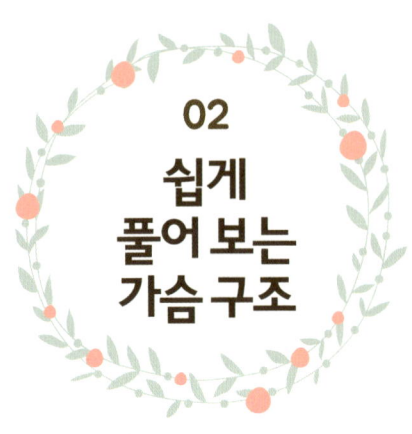

02 쉽게 풀어 보는 가슴 구조

유방은 왜 앞가슴에 존재할까?

　누구나 알다시피 유방은 우리 몸의 앞가슴에 존재한다. 보다 정확히 말하면 수직축으로는 두 번째와 여섯 번째 갈비뼈 사이, 수평축으로는 가슴뼈 가장자리와 겨드랑이 중간선 사이에 위치한다. 그런데 모든 동물의 유방이 사람처럼 앞가슴에 존재하는 것은 아니다. 소는 아랫배에, 고래는 대음순에 유방이 있는 등 동물은 종류에 따라 유방이 위치하는 곳이 모두 제각각이다. 동물마다 유방의 위치가 다른 이유에 대해서는 여러 의견이 있지만, 각 동물의 특성에 따라 자식들이 어미 젖을 먹기 가장 좋은 곳에 자리 잡게 된 것이라고 볼 수 있다.
사람은 네 발로 기는 소나 돼지와 달리 두 발로 서서 직립을 하고, 손을 사용하는 도구적 동물이다. 그렇기 때문에 앉거나 선 자세에서 손으로 아기를 감싸 안았을 때 아기의 입술이 접근하기 가장 용이한 곳인 앞가슴에 엄마의 가슴이 존재하는 것이다.

유방의 구조

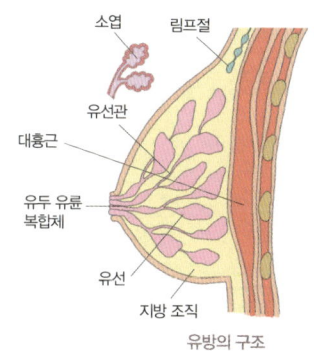

유방의 구조

유방은 가슴 위에 바가지를 엎어 놓은 모양이다. 사람의 눈, 코, 입 모양새가 제각각 다르듯 유방의 모양도 사람에 따라 모두 다르다. 하지만 유방을 구성하는 기본 구성은 모두 같다.

유두

유방 가운데에 돌출된 부분을 말한다. 유두 끝에는 15~20개의 구멍이 있는데 바로 모유가 바깥으로 나오는 곳이다.

유륜

유두를 둘러싸고 있는 짙은 색깔의 원판을 유륜이라고 한다. 유륜의 크기는 1.5~6cm까지 매우 다양하며 색깔 역시 살결에 따라 다양하다. 일반적으로 황인종의 유륜은 갈색, 백인종은 분홍색, 흑인종은 검은 빛깔을 띤다. 하지만 같은 인종이라고 하더라도 유륜의 색깔이 조금씩 다른데, 이것은 여성 호르몬의 차이 때문이다. 여성 호르몬이 많을수록 유륜의 색깔이 진하다. 그렇기 때문에 여성 호르몬 수치가 낮은 어린 소녀나 폐경기 여성의 유륜은 분홍빛을 띠는 반면, 여성 호르몬 수치가 높은 임산부의 유륜은 검은빛을 띤다.

몽고메리 선

유륜의 표면에는 작은 돌기들이 튀어나와 있는데, 몽고메리 선의 입구이다. 이곳에서 피부 윤활제가 분비되어 모유 수유를 할 때 엄마의 젖꼭지 부분을 보호해 주는 역할을 한다.

유선관

유방의 피부 속으로 들어가면 피하 지방층이 있다. 이 피하 지방층 속에는 젖을 이동시키는 관들이 모여 있는데, 이 관들을 유선관이라 한다. 마치 바다로 가는 강물이 상류에서 하류로 이동하듯이 유선관이 유두 쪽으로 연결되어 있다.

유선

유방에 골고루 분포하여 모유를 생산하는 곳으로 젖샘이라고도 한다. 유선 조직은 기본적으로 젖을 생산하는 선방과, 생산된 젖이 이동하는 유선관으로 이루어진다. 선방이 100개 정도 모여서 중간 단위의 소엽을 이루고, 다시 이들 소엽이 20~40개 모여서 유엽을 이루는데, 이 모두를 합쳐 유선이라고 부른다.

지방 조직

유방의 전체에 분포하며 유방을 부드럽게 만들어 준다.

섬유 조직

유방을 둘러싸고 있으며 유방의 형태를 유지시켜 주고 유방을 탄력 있게 만들어 준다.

유방 뒤쪽의 지방 조직

흉근막과 유방을 분리하여 준다.

젖이 만들어지는 과정

유방 속에서 젖이 만들어져 젖꼭지로 분비되기까지의 여정을 함께 떠나 보자.

먼저 피하 지방 속에는 선방이라고 하는 작은 방이 모여 있는데 이 방이 바로 젖이 만들어지는 공장이다. 선방이라고 하는 작은 방이 100개 정도 모여 다시 소엽이라고 하는 더 큰 단위를 이루고, 소엽은 다시 20~40 개가 모여 유엽을 이룬다. 포도송이를 생각하면 간단한데 소엽이 작은 포도송이 하나하나라고 하면 유엽은 포도송이 하나하나가 모여 이루는 포도 한 송이이고, 그 사이사이 가지가 젖이 이동하는 통로인 유선관이 라고 생각하면 된다.

유엽에서 만들어진 젖은 유엽에서 뻗어 나가는 수도관과 같은 유선관을 따라 이동한다. 유선관을 따라 이동한 젖은 유두 가까이에서 집합관이 라는 방에 다시 모이며, 집합관에 모인 젖이 유두의 개구부(구멍)를 통해 분비된다. 모유를 분비하지 않는 유방의 경우에는 젖이 분비되는 구멍 이 케라틴이라고 하는 물질로 꽉 막혀 있게 된다.

성장에 따른 유방의 변화

유방은 다른 장기와 달리 엄마 뱃속에서 만들어지기 시작한 순간부터 죽는 날까지 끊임없이 변화한다. 유방이 성장하고 퇴화하는 과정을 보면 여성의 일생이 보인다. 지금부터 그 과정을 하나하나 따라가 보자.

엄마 뱃속에서의 유방

유방은 엄마의 뱃속에서부터 만들어지기 시작한다. 젖을 만드는 샘인 유선은 5~6주 된 태아의 몸통에 유즙띠로 나타나는데 말하자면 유즙띠는 유방을 만들기 전에 우리 몸에 세워지는 기본 틀이라고 생각하면 된다.

유즙띠는 겨드랑이에서부터 사타구니까지 만들어진다. 사람의 유방은 앞가슴에만 존재하는데 유즙띠가 길게 만들어지는 이유는 사람도 포유동물이기 때문에 젖이 여러 개 달린 소나 돼지와 같은 다른 포유동물과 동일한 유즙띠가 만들어지기 때문이다. 소나 돼지에서는 겨드랑이에서 사타구니까지 이어진 유즙띠에서 하나하나 유방이 만들어져 10개가 넘는 유방이 생긴다.

하지만 사람은 유즙띠가 발달하면서 앞가슴 벽에서만 유방의 굴곡을 이루는 유방 능선이 만들어지기 시작한다. 이때 앞가슴 외에 겨드랑이 부

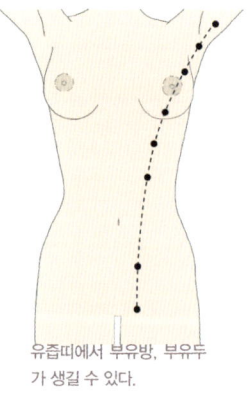

유즙띠에서 부유방, 부유두가 생길 수 있다.

분의 유즙띠는 점차 퇴화하게 되는데 이 유즙띠가 완전히 소멸되지 않아 마치 겨드랑이에 유방이 있는 것처럼 유선 조직이 남아 있을 수 있다. 만일 젖꼭지가 만들어진 흔적이 있다면 부유두, 유선 조직만 살짝 부풀어 오른 모양으로 남아 있다면 부유방이라고 부른다.

소녀의 유방에서 여자의 유방으로

엄마 뱃속에서 처음 생긴 아기의 유방은 사춘기 전까지 약간의 굴곡만 있는 형태로 유지된다. 하지만 사춘기가 되면 유방에는 마법과 같은 변화가 일어난다. 이런 마법을 일으키는 신호는 바로 여성 호르몬의 변화이다. 초경이 시작되면서 여성의 몸은 임신을 할 수 있는 상태로 만들기 위한 준비를 시작한다.

여성 호르몬인 에스트로겐과 프로게스테론이 바로 이 신호탄이 되는데 여성 호르몬은 난소를 자극해 배란을 일어나게 하는 것과 동시에 유방이 성장하고 성숙하도록 도와 준다.

먼저 유방의 표면에서 일어나는 변화를 살펴보면 유두의 크기가 커지고, 겉으로 돌출되며, 유륜과 유두의 색깔이 더 진해진다. 유방의 내부에서는 유방 속 조직이 늘어나고, 혈관 분포가 풍부해지며, 결합 조직의 탄력성도 늘어나고, 젖을 생성하고 이동하는 소엽과 유선관도 발달하기 시작한다. 이처럼 사춘기 소녀의 유방 변화 과정은 소녀의 가슴이 아기를 낳고 젖을 물릴 수 있는 엄마의 가슴으로 변화하는 과정이라고 볼 수 있다.

월경 주기에 따라 살아 숨 쉬는 가슴

여성의 유방은 폐경을 하기 전까지 계속 변화한다. 간이나 콩팥 같은 다른 장기들은 태어났을 때 이미 모양과 구조가 어느 정도 완성되어 있고 자라면서 크기만 커진다. 하지만 유방은 매달 여성의 월경 주기와 함께 변화를 반복하는 민감하고 신비한 기관이다. 이 변화를 일으키는 주역은 여성 호르몬이다.

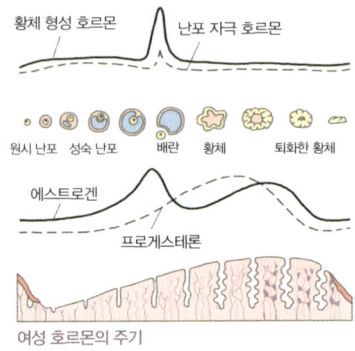
여성 호르몬의 주기

먼저 여성의 월경 주기에 따라 호르몬이 변화하는 과정을 그린 위의 그림으로 살펴보자. 간단히 말해 여성의 몸이 임신을 하기 위해 매달 준비하는 사이클이라고 생각하면 된다.

호르몬을 분비하는 기관인 뇌하수체에서 난포 자극 호르몬이 분비되면 난자에서 난포가 만들어지고 여기서 여성 호르몬인 에스트로겐이 만들어진다. 에스트로겐의 농도가 높아지면 뇌하수체에서는 그 신호를 받아 황체 형성 호르몬을 만들어 낸다.

황체 형성 호르몬과 에스트로겐의 농도가 최고조에 이르면 난포에서 난자가 터져 나오게 되는데 이를 바로 배란이라고 한다. 난자가 떠나고 남은 난포 껍데기를 황체라고 부르는데 여기에서 또 하나의 여성 호르몬인 프로게스테론이 생산된다.

프로게스테론은 이미 배출된 난자가 수정이 되었을 경우를 대비해 수정란이 자궁에 잘 착상할 수 있도록 자궁 내막을 발달시켜 준비하는 역할을 한다. 이 호르몬은 유방에도 영향을 미쳐 유선관과 소엽을 마구 증식시키고 분비물도 많이 생기게 해 유방을 부풀게 해 준다.

만일 난자와 정자가 만나 수정이 되어 임신이 된다면 프로게스테론이 계속 생산되어 수정란이 잘 붙어 있을 수 있도록 자궁 내막을 두툼하게 하고, 유방도 계속 발달시킨다. 이 시기에는 유방이 커지고 부풀면서 유방에 통증이 생길 수 있고, 경우에 따라서는 유방 조직이 단단해지면서 혹처럼 만져질 수도 있다. 대부분 자연스러운 생리 현상이기 때문에 월경이 시작됨과 동시에 통증과 혹이 사라진다면 걱정할 필요는 없다.

난자와 정자가 수정이 되지 않으면 우리 몸은 더 이상 자궁을 두툼하게 유지할 필요가 없다고 느끼고 프로게스테론 농도를 떨어뜨려 두툼하게 만들어 놓은 자궁 내막을 허무는데 바로 이 허물어진 자궁 내막이 몸 밖으로 나오는 것이 월경이다. 월경이 시작되는 것과 동시에 부풀고 발달한 유방 역시 다시 가라앉게 된다.

간단히 말해 여성의 월경 주기에 따라 여성 호르몬의 변화가 생기고 이에 따라 월경이 가까워 올수록 유방이 부풀어 오르다가 월경이 시작되는 것과 동시에 다시 가라앉는 순환의 과정을 매달 겪는다고 보면 된다.

임신 중 유방의 변화

사춘기 때 큰 변화를 겪고 성숙해진 유방은 이후 월경 주기에 따라 분화와 퇴화를 반복하는 지속적인 변화를 겪다가 임신을 하면서 완전한 분화 상태가 된다.

임신 초기에는 유선에서 만들어진 젖을 이동시키는 유선관들이 분화하면서 수많은 꽈리를 형성하기 시작한다. 임신 중반에 이르면 아기가 태어나면 수유할 준비를 본격적으로 시작하면서 유방의 분비 기능이 활발해진다. 시간이 더 지나 임신 말기가 되면 세포 내에 지방이 쌓이면서 유방의 크기가 커지고 초유가 생성되면서 수유를 시작할 만반의 준비를 갖춘다.

세월과 함께 늙어 가는 가슴

사춘기가 되면서 여성 호르몬에 의해 유방이 성숙하고 성장하였다면 반대로 폐경기에는 여성 호르몬의 분비가 감소하면서 유방 조직의 위축과 감소가 시작된다.

폐경기에는 유방을 구성하는 성분들이 차지하는 비율에 변화가 생기는데 유방에 탄력을 주는 결합 조직이 감소하고 유선 조직이 퇴화되면서 그 자리에 대신 지방이 쌓이게 된다. 또 유방 옆에는 유방을 단단히 지지해 가슴벽에 잘 붙어 있을 수 있도록 도와주는 인대가 있는데 나이가 들면서 이 인대 역시 노화되고 탄력이 떨어지면서 제대로 유방을 지지해 주지 못해 유방이 조금씩 처지게 된다.

물오른 처녀의 아름다움은 무엇으로도 대신할 수 없지만 자식을 낳고 모든 세월을 이겨낸 노인에게서는 처녀의 아름다움과는 비교할 수 없는 원숙미를 느낄 수 있다. 노년기의 유방도 마찬가지이다. 열매를 맺어 모두에게 나눠 주고 난 후 가지만 남은 겨울 나무처럼 비록 탄력을 잃고 처졌을지라도 소중한 생명을 키워 낸 숭고함을 느낄 수 있는 부분인 것이다.

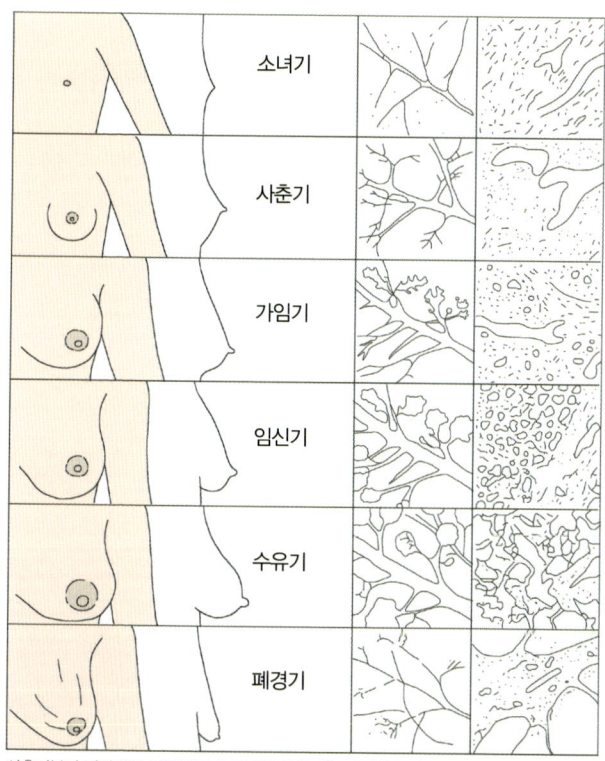

사춘기부터 발달하기 시작한 유선 조직은 임신기를 거쳐 수유기에 최고조를 이루다가 폐경기가 되면 위축된다.

아기가 태어날 때가 되면 엄마의 유방은 아기에게 양식을 공급하기 위한 만반의 태세를 갖추게 된다. 갓 태어난 아기에게 젖을 물리기 시작하여 이유식을 시작하기 전까지 아기를 먹이고 키우는 데는 많은 노력이 필요하다. 지금부터 엄마와 아기 모두의 건강을 지켜 주고, 관계 형성에 도움을 주는 모유 수유에 대해 자세히 살펴보자.

PART 2
모유 수유

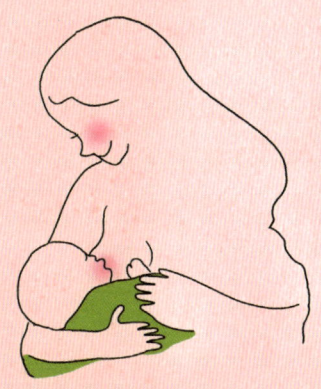

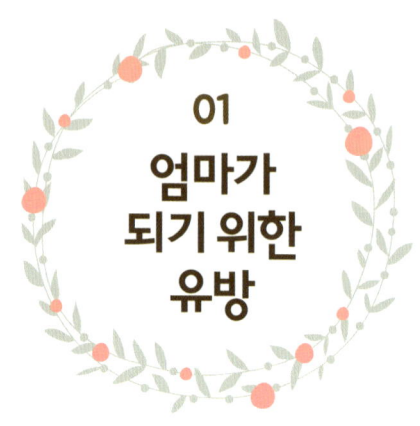

01 엄마가 되기 위한 유방

임신 중 유방의 변화

수정된 난자가 자궁에 착상하는 순간부터 엄마의 유방은 아기를 위한 상태로 변화하기 시작한다. 호르몬의 변화에 의해 유선과 유선관이 증식하기 시작하면서 유방은 커지고 성숙된다.
임신 초기부터 젖을 이동시키는 유관들이 분화하면서 수많은 꽈리를 형성하고, 임신 중반기에 이르면 유방의 분비 기능이 활발해진다. 임신 말기에 이르면 세포 내에 지방이 쌓이면서 유방의 크기가 커지고 초유가 생성되면서 여성의 가슴은 수유를 시작할 만반의 준비를 갖추게 된다.
임신 중에 생기는 유방의 변화는 단순히 유방이 커지는 것만은 아니다. 임신

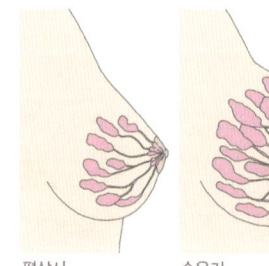

평상시   수유기

이 되면 여성 호르몬이 증가하면서 유방이 커지는 동시에 단단해지고 유두와 유륜의 빛깔이 검어진다. 유방에 통증이 동반될 수 있는데 이는 아기에게 줄 젖을 만들어 내는 유선이 증가하면서 자연스럽게 생기는 현상이므로 걱정할 필요가 없다.

젖을 생기게 하는 두 가지 연료

엄마가 모유를 아기에게 먹이기 위해서는 두 가지 연료가 필요하다. 바로 프로락틴과 옥시토신 호르몬이다. 프로락틴이 젖을 만들어 내는 데 필요한 연료리면, 옥시토신은 엄마의 유방에서 아기의 입 속으로 젖을 이동시키는 데 필요한 연료이다.

프로락틴은 임신 7주부터 만들어지기 시작해서 7개월까지 서서히 증가하다가 출산 무렵에 최고조에 달한다. 옥시토신은 프로락틴이

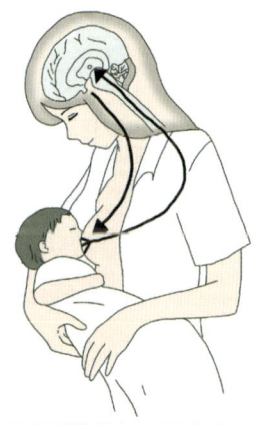

아기가 젖을 빨면 그 신호가 뇌로 전달되면서 옥시토신과 프로락틴이 분비된다.

만들어 놓은 젖을 이동시킨다. 옥시토신은 출산할 때 여성의 자궁을 수축시켜 아기와 태반이 바깥으로 나오도록 도와주는 호르몬이다. 옥시토신은 출산 후에도 아기가 엄마의 젖꼭지를 자극하면 분비가 증가하는데 유방의 소엽을 둘러싸는 근육이 수축하면서 저장된 젖들이 유선관을 타고 바깥으로 뿜어져 나와 아기가 먹을 수 있게 된다.

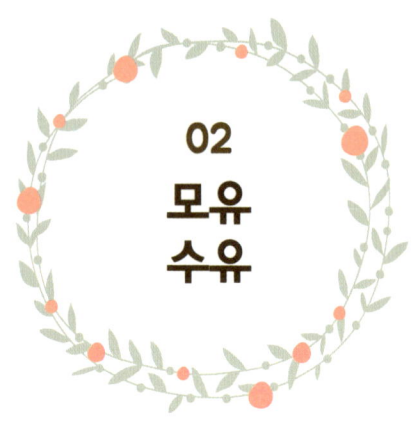

02
모유 수유

🎀 진료실 이야기

모유 수유 중인 30세 여성이 유방 통증으로 진료실을 찾았다. 여성은 출산한 지 3주가 지났는데 약 1주일 전부터 유방이 조금씩 딱딱해지더니 약간씩 부어오르면서 통증이 생겼다고 했다. 3~4일 전부터는 몸에 열이 나지는 않았지만 유방이 뜨끈뜨끈해진 느낌이어서 혹시 세균 감염이 생겼을까 봐 모유 수유를 멈추었다. 그러나 통증은 점점 더 심해지고 유방도 더 딱딱해지는 느낌이어서 병원을 찾았다고 했다. 여성은 아기가 태어나자마자 모유 수유를 시작했지만 아기가 젖을 잘 빨지 못하고 자주 보채서 우유와 모유를 섞어서 먹이고 있었다.

여성의 유방 통증은 왜 생긴 걸까? 이 여성은 앞으로도 계속 모유 수유를 할 수 있을까?

모유 수유
꼭 해야 할까?

아기가 태어날 때가 되면 엄마의 유방은 아기에게 양식을 공급하기 위한 만반의 태세를 갖추게 된다. 이때 엄마는 선택의 기로에 서게 된다. 모유 수유를 할 것인가? 아니면 분유를 먹일 것인가? 요즘에는 모유 수유의 장점이 널리 알려지면서 모유 수유를 권장하는 추세이지만 시대에 따라 유행하는 수유 방법이 달랐다. 분유가 없었던 르네상스 시대에는 유방의 모양이 망가질까 봐 젖이 나오는 유모를 써서 대신 아기에게 수유를 하기도 했다.

포유류가 아기에게 젖을 먹이는 것은 당연한 일이지만 사람에게 모유 수유란 조금 특별한 문제이다. 갓 낳은 송아지를 생각해 보면 태어난 지 얼마 되지 않아도 아무렇지 않게 엄마 젖을 빤다. 돼지도 마찬가지이다. 하지만 사람은 다르다. 모유 수유가 아무리 간단하다고 해도 갓 태어난 아기에게 젖을 물리기 시작하여 이유식을 시작하기 전까지 아기를 먹이고 키우는 데는 많은 어려움과 노력이 필요하다. 포유류 중 유일하게 침팬지와 사람만이 본능적으로 수유를 할 수 없고 교육이 필요하다. 그만큼 모유 수유가 엄마라는 이유만으로 당연히 해야 하는 본능은 아니라는 것이다.

게다가 요즘은 많은 아기 엄마가 직장 생활을 한다. 대부분 3개월 정도 출산 휴가를 갖게 되는데 이후에 모유 수유를 하면서 직장 생활을 하는 것은 결코 쉬운 일이 아니다. 또한 모유 수유를 겉으로는 권장하면서도 다른 사람들이 보이는 곳에서 아기에게 젖을 먹이는 행동은 남우세스럽게 여기는 현대 사회의 이중적인 시선은 여전하다.

모유 수유가 쉽지 않은 현실 속에서도 모유 수유를 하지 못하면 아기와 가족에게 큰 죄를 짓는 것처럼 죄책감을 느끼는 여성이 많다. 하지만 여러 가지 이유로 모유 수유가 힘든 상황에 있는 여성이 아기를 위해 무조건 모유 수유를 강행하는 것은 정답이 아니다.

물론 모유는 분유보다 많은 장점을 가진다. 모유를 먹이면 아기와 엄마 사이에 유대감이 형성되고 산후 회복도 앞당겨진다. 모유 수유를 하면 가슴이 더 처진다, 살이 덜 빠진다, 아기와 엄마가 너무 힘들어서 지쳐 버린다 등의 신빙성 없는 말을 믿고 모유 수유를 포기하는 경우가 종종 있는데 이는 매우 안타까운 현실이다. 결국 모유 수유는 필수는 아니지만 엄마와 아기에게 언제나 1순위로 남겨 두어야 할 선택인 것은 분명하다.

모유 하나면
아기에게 충분하다

모유에는 6개월 미만의 아기에게 필요한 모든 영양소가 들어 있다. 기본 영양소인 단백질, 지방, 탄수화물뿐 아니라 비타민, 미네랄, 철분 등 모든 성분이 함유되어 있다. 물론 분유 역시 최대한 모유와 동일하게 구성되어 있어 대부분의 영양소를 가지고 있다. 하지만 같은 단백질이라고 하더라도 모유의 단백질이 분유의 단백질보다 아기에게 더 흡수가 잘 되는 질 좋은 단백질이다. 철분도 마찬가지인데 모유에 들어 있는 철분은 분유에 비해 그 양이 적은 편이지만 더 효과적으로 흡수되기 때문에 만삭아의 경우 생후 6개월까지 모유만 먹여도 빈혈을 걱정할 필요가 없다.

초유는 왜 중요할까?

　초유란 태어나고 첫 2~3일간 나오는 노랗고 끈끈한 빛깔의 모유를 말한다. 초유는 성숙유에 비해 색이 진하고, 단백질과 무기질의 양이 많으며, 탄수화물과 지방이 적다. 초유의 성분 중 핵심은 면역 성분이다. 초유에는 다양한 면역 물질뿐 아니라 엄마의 면역 기억을 가지고 있는 면역 세포가 들어 있다. 한마디로 초유를 통해 엄마가 그동안 살아오면서 갖추어 온 면역 기능이 그대로 아기에게 전해진다고 보면 된다.

초유 양이 적으면 아기가 굶게 될까?

　보통 초유는 한 번에 5cc 정도 나오고 하루 종일 먹여도 40cc 정도밖에 되지 않는다. 많은 엄마가 적게 나오는 젖 때문에 아기가 굶을까 봐 조바심을 내면서 분유를 먹인다. 하지만 초유의 양은 원래 적다. 한 번에 5cc 정도 나오는 것이 정상으로, 사실 이 시기의 아기는 그 이상의 양은 소화해 내기가 힘들다. 즉 아무리 적은 양이라도 아기가 필요한 양만큼만 엄마 젖에서 나온다고 보면 된다.
출산 후 만 1~2일이 지나면 젖 양이 급속도로 늘고 출산 후 5일경에는 600cc까지 늘어나니 괜한 걱정을 할 필요는 없다.

모유에는 애피타이저와 디저트가 있다

분유는 가루를 섞어 만들기 때문에 처음부터 끝까지 같은 맛이지만 모유는 빨 때마다 첫맛과 끝맛이 다르다. 전유와 후유가 있기 때문이다. 마치 우리 식사가 담백한 애피타이저에서 시작해서 달콤하고 기름진 디저트로 끝나는 것처럼 아기가 젖을 빨다 보면 후반부로 갈수록 지방 함량이 높은 모유가 나오기 시작한다. 후유가 칼로리가 높기 때문에 아기의 성장과 두뇌 발달에 더 도움이 된다.
아기가 젖을 짧게 자주 빨다 보면 젖이 줄어들 뿐 아니라 칼로리가 높은 후유를 먹지 못하게 돼 잘 크지 못하고 쉽게 배고파질 수 있다. 그러므로 한 번 젖을 먹일 때는 한쪽 젖당 15분씩 충분히 먹이는 것이 도움이 된다.

모유 수유 무엇이 좋은 걸까?

아기에게 좋은 점

아기의 두뇌 발달에 도움이 된다 모유 속에는 아기의 두뇌 발달에 필요한 것으로 알려진 DHA와 아라키돈산 같은 물질이 충분히 들어 있어 아기의 두뇌 발달에 도움이 된다. 물론 분유에도 인공 DHA 성분이 들어 있지만 엄마가 만들어 낸 천연 DHA가 아기에게 더 잘 흡수되기 때문에 모유가 아기의 두뇌와 인지 기능 발달에 더 도움이 된다.
잔병치레가 적은 아이로 자란다 모유, 특히 초유에는 병에 대항하는 면역 성분이 풍부하다. 그래서 모유를 먹는 아기는 장염이나 중이염, 폐렴 같은 질병에 걸릴 확률이 분유를 먹는 아기에 비해 적다. 뿐만 아니라 당뇨나 소아 비만 역시 분유를 먹고 자란 아기에게서 더 많이 발병한다.

알레르기가 생길 가능성이 적다 소가 만들어 낸 젖보다 엄마가 만들어 낸 젖이 당연히 아기의 몸에 더 잘 받는다. 모유를 먹게 되면 이물질이 몸 안에 들어올 때 나타나는 면역 반응들이 적게 일어나기 때문에 아토피 피부염이나 천식과 같은 알레르기가 생길 가능성이 적다.

엄마와의 유대감을 키우는 데 효과적이다 아기는 10개월 동안 엄마의 자궁 속에서 편안하게 지내다가 출산과 동시에 엄마에게서 떨어져 이 세상에 홀로 던져지게 된다. 그때 아기가 받게 될 스트레스와 불안감은 엄청나다. 이런 아기에게 엄마의 유방은 자궁을 대신할 만할 안식처가 되어 준다. 또한 아무리 10개월 동안 뱃속에 있었다고 해도 엄마 역시 갓 태어난 아기에게는 낯선 존재일 수 있는데, 아기의 피부와 엄마의 피부를 서로 맞대고 눈을 맞추면 유대감이 형성된다. 이런 유대감은 아기가 커 가면서 익혀 나가게 될 사회성의 시작이 된다.

엄마에게 좋은 점

산후 회복이 빠르다 아기가 젖을 빨면 분비되는 옥시토신 호르몬은 출산 때 자궁이 수축되면서 아기가 바깥으로 나올 수 있도록 도와주는 호르몬이다. 수유를 하면 옥시토신이 분비되면서 산후 자궁 수축을 도와 산후 출혈을 막아 준다. 또 엄마의 몸은 체내에 저장된 지방을 이용해 젖을 만들어 내기 때문에 출산 후 다이어트에도 도움이 된다.

피임의 효과를 볼 수 있다 만일 수유를 충분히 하고 생리가 돌아오지 않은 상태라면 출산 후 6개월까지는 약 98% 정도의 피임 효과가 있다. 간혹 수유만 믿고 피임을 하지 않다가 덜컥 연년생 아기가 생기는 경우도 있으니 100% 믿어서는 안 된다.

유방암을 예방할 수 있다 수유를 하는 동안은 여성 호르몬의 활동이 쉬는 시기이다. 여성 호르몬의 노출이 줄어들수록 유방암의 위험성도 적어지므로 모유 수유는 유방암의 예방에 도움이 된다.

모유 수유 기초 상식

출산 후 최대한 빨리 모유 수유를 시작하자

아기가 태어난 지 30분~1시간 이내에 모유 수유를 시작하는 것이 좋다. 태어난 지 2시간이 지나면 아기는 10시간 정도 긴 잠에 빠지기 때문이다. 그렇기 때문에 아기가 갓 태어나 말똥말똥한 짧은 시간을 놓치지 않고 모유 수유를 시작하는 것이 성공적인 모유 수유에 도움이 된다. 엄마와 아기가 함께 생활하면 아기가 배가 고플 때 보내는 신호를 엄마가 빨리 알아차릴 수 있기 때문에 힘들더라도 모자 동실에 있으면 모유 수유에 도움이 된다.

배고파할 때 먹이자

시간을 정해 놓고 아기에게 수유를 하는 경우가 있는데 올바른 방법이 아니다. 아기는 먹고 싶을 때 먹어야 하기 때문에 아기가 배고플 때 보내는 신호를 잘 간파하고 젖을 주는 것이 중요하다. 배가 고파서 울기 시작하면 이미 약간 타이밍이 늦었다고 할 수 있다. 아기가 깨어나서 활발하게 움직이며 젖을 빠는 시늉을 하거나 입맛을 다신다면 바로 젖을 물려 주도록 한다. 보통 배고파할 때마다 먹이면 신생아는 하루에 8~12번까지 모유를 먹게 된다. 8번보다 적게 수유한다면 모유 양이 제대로 늘지 않아 모유 수유를 지속하는 것이 힘들어진다.

분유와 우유병의 유혹은 되도록 피하자

처음에는 모유의 양이 적다 보니 아기가 혹시 굶는 것은 아닌지, 아기가 제대로 크지 못하는 것은 아닌지 걱정이 돼 모유와 분유를 섞어 먹이는 혼유를 택하는 경우가 많다. 하지만 출생 후 4~6주 동안은 되도록 모유만 먹이는 것이 좋다. 우유병에 분유를 섞어서 먹이면 유두 혼동이 생겨 아기가 엄마 젖을 빨지 않으려 하게 되고 결국은 분유를 믹이는 양이 점점 늘어나다가 모유 수유를 실패하게 되는 경우가 많다.

또 요즘은 유축기를 이용해 모유를 짜서 우유병에 담아 먹이는 경우가 많은데 이런 경우에도 아기가 우유병 젖꼭지에 익숙해지는 유두 혼동이 생겨 엄마 젖을 빨지 않으려고 할 수 있기 때문에 되도록 피하는 것이 좋다.

한 번 먹일 때 한쪽 젖당 10~15분씩, 양쪽 젖을 모두 물리자

앞서 이야기했듯이 지방 함량이 풍부한 후유를 먹이고 모유 양이 빨리 늘어나게 하기 위해서는 충분한 시간 동안 아기가 젖을 빨도록 해 주는 것이 중요하다.

질문: 유두 혼동이란 무엇인가요?

인공 젖꼭지는 엄마의 유두를 흉내 내 만들었지만 엄마 젖꼭지와 우유병을 빨 때 아기의 혀 움직임은 다릅니다. 엄마 젖을 빨 때는 아기가 혀를 이용해 엄마 젖꼭지를 힘 있게 빨게 됩니다. 하지만 우유병 젖꼭지에서는 분유가 계속 흐르듯이 나오기 때문에 반대로 혀를 이용해 우유병에서 나오는 분유를 막아 가면서 먹게 됩니다. 그래서 분유를 먹는 아기에게 엄마 젖을 물려도 우유병 젖꼭지를 혀로 막는 습관에 익숙해져 엄마 젖을 밀어내면서 젖을 잘 빨지 못하게 되는데 이를 유두 혼동이라 합니다. 반대로 엄마 젖만 빨던 아기가 분유를 먹게 되면 우유병을 잘 빨지 못하는 경우가 생기는데 이 역시 유두 혼동이라고 합니다.

젖 먹이는 자세 익히기

아기가 엄마 젖을 빠는 것은 본능이지만 엄마가 아기에게 젖을 제대로 물리기 위해서는 교육이 필요하다. 처음부터 제대로 자세를 잡고 아기에게 젖을 물리지 않으면 유방이 아프고 젖도 잘 나오지 않아 힘들어진다.

엄마와 아기 자세 익히기
가장 중요한 것은 엄마와 아기가 모두 편해야 한다는 것이다. 보통은 등받이가 있는 의자에서 수유를 하는 것이 편안한데 각자 자신에게 가장 편한 위치를 찾는 것이 중요하다. 엄마가 자세를 잡고 난 후에 아기를 유방 높이까지 충분히 안아 올려 아기의 몸이 엄마의 젖을 향하도록 해 주어야 한다.

아기 유인하기 유방을 아기 턱이나 아랫입술에 살짝 닿도록 하면 아기가 입을 활짝 벌린다. 이때 아기를 유방 쪽으로 당기면서 아기 입 속 깊숙이 물려 주도록 한다.

깊숙이 젖 물리기 젖을 깊숙이 물리는 것이 아주 중요한데 깊숙이 물린다는 의미는 아기의 잇몸이 유두를 지나 유륜까지 물게 되는 것을 뜻한다. 이때 아기 코가 엄마 유방에 파묻힐 수 있는데 대부분은 괜찮지만 아기가 숨 쉬기 힘들어한다면 아기 엉덩이를 엄마 쪽으로 끌어당겨 코가 유방에서 조금 떨어지도록 해 주면 된다. 젖을 깊이 물리지 않으면 아기가 엄마 젖꼭지만 물고 늘어지게 되면서 모유를 충분히 섭취할 수 없을 뿐더러 엄마의 젖꼭지에도 상처가 나고 통증이 생길 수 있다.

모유 수유 중 엄마에게 생길 수 있는 일

모유에서 피가 섞여 나와요

임신 막바지나 모유 수유를 하는 중에 유두 분비물에 피가 섞여 나올 수 있다. 임신, 수유 중에는 호르몬의 변화에 의해 유선관의 세포들이 많아지면서 혈액 분포도 늘어난다. 이런 상태에서는 젖꼭지 부분에 작은 충격이라도 생기면 피가 나온다.

그런데 유두에서 분비되는 피는 유방암을 나타내는 대표적인 적신호 중의 하나이다. 그렇기 때문에 수유 중에 유두에서 피가 나왔다고 해서 무조건 일시적인 현상으로 생각하고 안심해서는 안 된다. 임신기나 수유기에는 유방이 커지고 세포 분열이 왕성하기 때문에 분비물의 세포 검사나 유방 촬영은 크게 도움이 되지 않는다. 대신에 꼼꼼한 진찰과 유방 초음파 검사가 도움이 될 수 있다. 만일 유두 구멍 중 한 군데에서만 피가 나온다거나 유두 함몰 등의 변형이 있는 경우에는 암의 가능성이 훨씬 높아지기 때문에 반드시 병원을 찾아야 한다.

질문: 피가 섞인 모유를 아기에게 먹여도 되나요?

<u>만일 검사를 통해 암이 아니라는 사실만 밝혀지면 모유 수유를 지속하는 데는 문제가 없습니다. 보통 일시적인 유방 조직의 손상에 의한 출혈은 수유를 시작하면 며칠 내에 없어집니다. 만일 출산 후 2개월 이상 피가 섞인 분비물이 지속적으로 나온다면 반드시 유방 촬영이나 조직 검사와 같은 추가 검사를 받아야 합니다.</u>

수유를 하는데 유방이 너무 아파요

수유기 중의 유방 통증은 흔하게 생기는 증상이다. 하지만 흔하다고 해서 통증이 생긴 원인을 해결하지 않고 방치하면 문제가 커지고 결국 모유 수유를 하지 못하게 되는 경우도 생긴다. 또 통증이 있다고 무조건 모유 수유를 그만두는 것도 좋지 않다. 그럼 어떻게 해야 할까? 우선은 수유를 계속하면서 의사의 진찰을 받아 보는 것이 좋다.

이유 없이 아플 수도 있다 수유를 시작한 2주간은 특별한 문제 없이도 유방 통증이 생길 수 있다. 너무 아파서 수유를 하지 못하게 되는 경우까지 있을 수 있는데 대부분은 시간이 지나가면 저절로 좋아지게 된다.

자세가 잘못된 것이 가장 흔한 원인이다 모유 수유에서 올바른 자세를 잡는 것은 아주 중요하다. 아기가 젖을 깊숙이 물지 않고 젖꼭지만 물게 되면 젖꼭지가 헐고 심하면 피가 날 수도 있다. 젖꼭지의 통증이 계속되면 유두가 갈라지는 유두 균열이 생기거나, 통증 부위에 감염이 생길 수 있고, 결과적으로 수유를 실패할 확률이 높다. 이런 점을 예방하기 위해 아기가 젖을 문 채 잠들었거나 젖꼭지만 물고 있는 경우에는 젖꼭지에서 아기 입을 빼내는 것이 좋다. 젖을 다 물린 후에는 바로 옷을 입지 말고 공기 중에 유방을 말리는 것이 좋다. 만일 유두가 갈라지는 현상이 보인다면 따뜻한 물로 찜질을 하거나 약한 스테로이드 연고를 발라 준다.

유방에 젖이 꽉 차도 아플 수 있다 아기를 낳고 2~3일 정도 지나면 유방이 부어오르면서 딱딱해지고 아프며 심지어 뜨끈뜨끈한 열감까지 동반될 수 있는데 이를 유방 울혈이라고 한다. 흔히 말하는 젖몸살이다. 유방 내에 젖이 과하게 만들어지면서 생기는 증상인데 출산 초기에 엄마가 모유를 만들어 내는 양이 아기가 먹는 양보다 많으면 생길 수 있다. 가슴에 젖이 고이기 시작하면 그 이후에는 젖이 잘 만들어지지 않고 젖꼭지가 납작해지면서 아기가 젖을 빨기 더 힘들어지기 때문에 악순환이 생길 수 있다. 그러므로 처음부터 유방 울혈이 생기지 않도록 예방하는 것이 좋고 유방 울혈이 생긴 후에는 빨리 해결해 주어야 한다.

유방이 아픈데 열까지 나요

유선염 유방 울혈로 유방에 젖이 계속 고이게 되면 아기의 입이나 코에 사는 병균이 침투해 고여 있는 젖을 영양분 삼아 자라게 되는데 그 상태가 바로 유선염이다. 유선염은 모유 수유를 하는 여성의 30% 정도에서 발생하는 흔한 증상이다. 유선염이 생기면 유방이 쑤시고 아프면서 고열이 나며 몸살기가 있다. 또 염증 때문에 유방이 붉게 변하고 열감이 생길

*모유 수유를 하면 가슴이 아프다고?

유방 울혈 예방 방법

- 유방에 젖이 차지 않도록 아기에게 젖을 자주 먹인다.
- 아기가 젖을 먹은 지 4시간이 지나면 자더라도 깨워서 수유한다.
- 아기가 모유를 거르게 되면 유축기나 손을 이용해 젖을 짜 주도록 한다.

유방 울혈 치료 방법

- 젖을 물리기 전에 유축기로 젖을 짜 아기가 젖을 물기 편하게 해 준다.
- 수유 전 온찜질이나 따뜻한 샤워로 젖의 흐름을 부드럽게 해 준다.
- 수유 후 냉찜질을 해 주어 통증과 부기를 가라앉힌다.
- 통증이 심하다면 의사와 상의한 후 진통제를 복용한다.

유선염 예방 방법

- 유방 울혈과 마찬가지로 아기에게 자주 수유를 해 줘서 유방에 젖이 차지 않도록 한다.
- 꽉 끼는 브래지어나 아기 띠를 착용하면 유선관이 막혀 젖이 고일 수 있으므로 피하는 것이 좋다.

유선염 치료 방법

- 유선염이 생겨도 수유를 지속한다. 고여 있는 젖을 비워 주는 것이 중요하기 때문에 평소보다 더 열심히 젖을 빨린다.
- 반드시 의사의 진료를 받는다. 유선염이 심하지 않으면 수유를 하면서 지켜보면 되지만 심한 경우에는 항생제 치료가 필요할 수 있다. 모유 수유에 문제가 없는 항생제를 선택하여 보통 1주일 전후의 기간 동안 치료하게 된다.
- 엄지를 뺀 손가락으로 겨드랑이부터 유방 전체를 원을 그리며 부드럽게 마사지해 준다. 강한 강도의 마사지는 증상을 악화시킬 수 있으므로 피한다.
- 잘 먹고 잘 쉰다. 출산 후 아기를 돌보느라 엄마의 면역력이 바닥나면 유선염 역시 잘 낫지 않게 된다. 잘 먹고 푹 쉬는 것이 치료에 가장 중요하다.

수 있는데 대부분 세균이 감염된 한쪽 유방에서만 증상이 나타난다.

유방 농양 수유 중 생긴 유선염을 조기에 치료를 하지 않으면 유방에 고름이 차는 유방 농양이 생길 수 있다. 유방에 고름이 발생하면 반드시 수술로 빼야만 하며 치료 기간은 보통 일주일에서 열흘 정도 걸린다. 요즘은 치료 후에도 수유를 지속하기 원하는 여성이 많은데 WHO에서는 유방 농양 치료 중에도 모유 수유를 하도록 권고하고 있다. 하지만 일반적으로 유방 농양을 치료하는 동안은 유축기로 젖을 받아 놓았다가 수술을 한 후 약 2주가 지난 후부터 정상적인 모유 수유를 하는 것이 좋다.

유두가 함몰되어 있는데 모유 수유를 할 수 있을까요?

함몰 유두란 유두가 튀어나오지 않고 오히려 들어가 있는 경우를 말한다. 단순히 육안으로 봤을 때 유두가 들어가 있다고 모두 함몰 유두는 아닌데, 유륜 부위를 가볍게 잡고 젖꼭지가 말려 들어가는지를 확인해 보면 알 수 있다. 실제로 아기가 젖을 빨 때 무는 곳은 젖꼭지가 아니라 유륜 전체이다. 그렇기 때문에 함몰 유두라고 해도 모유 수유에 큰 문제는 없다. 만일 함몰 유두가 심해 아기가 젖을 물기 힘들다면 손이나 유축기로 젖을 미리 짜 주거나 끝을 자른 주사기를 유두에 대고 살짝 빨아 내 일시적으로 유두가 튀어나오게 한 후 아기에게 젖을 물려 주는 방법을 이용할 수 있다.

젖을 먹이는데 가슴에 혹이 만져져요

젖이 뭉쳐서 굳으면 혹처럼 만져질 수 있다 유선관 폐색은 말 그대로 젖이 나오는 관이 막혔다는 뜻으로 수유 횟수가 적거나 방법이 잘못되어 유선관 내에 밀린 젖이 굳으면서 관을 막는 것을 의미한다. 젖을 먹이는 중에 유방에 말랑말랑한 혹이 갑자기 만져질 경우 가장 먼저 의심해 볼 것이 바로 이 유선관 폐색이다. 유선관 폐색은 가슴에 생긴 혹과 구분하기가 쉽지 않다. 젖을 먹이는 중에 가슴에 덩어리가 만져진다면 먼저 따뜻한 물수건으로 온찜질을 한 후에 마사지를 해 주는 것이 도움이 된다. 만일 유선관 폐색에 의해 생긴 덩어리라면 대부분 이 방법만으로도 쉽게 풀어진다. 하지만 찜질과 마사지 후에도 여전히 덩어리가 남아 있다면 유방 종양에 대한 정밀 검사를 받아 보아야 한다.

*유선관 폐색 이렇게 관리하자

- 수유 전에 따뜻한 물수건으로 가볍게 온찜질을 해 준다.
- 젖이 남아서 고이지 않도록 자주 충분히 수유해 준다.
- 통증이 심하다면 냉찜질이 도움이 될 수 있지만 젖이 더 굳을 수 있기 때문에 주의해서 냉찜질과 온찜질을 선택한다.

둥근 혹이 갑자기 생겼다면 물혹을 의심해라 유낭종은 젖이 굳어서 관을 막은 유선관 폐색과는 다른데 젖이 흘러나오다가 유방 안에서 혹처럼 덩어리를 만든 경우라고 보면 된다. 이 경우 병원에서 초음파를 해 보면 쉽게 진단할 수 있는데 주사기로 고여 있는 젖을 뽑아 간단히 치료할 수 있다.
유방암 걱정은 없는 걸까? 물론 임산부나 수유를 하고 있는 여성도 유방암이 생길 수 있다. 임신이나 수유 중에는 유방의 유선 조직이 발달하고 커지기 때문에 유방암이나 그 외 유방 질환들을 찾아내기가 쉽지 않다. 하지만 임산부 3,000명당 1명꼴로 유방암이 발생하고 그 외 양성 유방 질환의 발생은 훨씬 흔하다는 사실을 생각하면 임신과 수유기에도 유방 건강에 대한 관심을 절대 놓쳐서는 안 된다.

임신, 수유 중에도 유방암 검사가 가능한가요?

만일 혹이 생기거나 혈성 분비물이 지속되는 등 유방암 의심 소견이 보이면 임산부나 수유부도 적극적인 검사가 필요하다. 일반적인 유방암 검사에서는 유방 촬영이 기본인데 임산부와 수유부의 경우에는 유방 초음파를 기본 검사로 한다. 임신과 수유 중에는 유선 조직이 발달해서 암이 생겨도 사진 상에서 놓치는 경우가 있고, 유방 촬영의 경우 방사선 노출의 위험도 있기 때문이다.

물론 유방 초음파에서 유방암이 의심되는 소견이 보이면 임산부라 하더라도 배를 가리고 유방 촬영을 추가로 시행할 수 있다. 만일 검사상 악성 종양이 의심된다면 반드시 조직 검사를 해야 한다. 수유 중이라면 조직 검사를 하면서 유낭종이나 젖이 새는 현상이 생길 수도 있다. 하지만 일시적인 증상이기 때문에 조직 검사를 받는다고 수유를 중단할 필요는 없다. 대신 검사 후 감염이나 출혈을 막기 위해 더욱 세심하게 지혈과 유방 관리를 해 줄 필요가 있다.

임신 중에 유방암을 진단받았다면 어떻게 해야 하나요?

조직 검사 결과 유방암이 발견되었다면 치료가 필요하다. 수유부의 경우에는 당연히 수유를 중단하고 바로 치료를 시작해야 한다. 하지만 임산부의 경우에는 고려해야 할 것이 많다. 임산부 유방암 치료의 기본은 수술이다. 임신 3개월 이전에도 유방 절제술은 가능하다. 하지만 아기의 장기가 형성되는 시기인 임신 3개월 이전에는 항암 화학 치료나 방사선 치료는 아기에게 해를 끼칠 수 있다. 만일 암의 병기가 진행돼 항암 화학 치료나 방사선 치료가 필요하다면 치료적 유산도 고려해 볼 필요가 있다.

만일 임신 말기에 유방암이 진단됐다면 출산 전에 수술만 먼저 받고 다른 치료는 출산 후로 연기하는 방법도 있다. 이처럼 유방암의 진행 정도와 임신 주수를 따져서 되도록 엄마와 아기가 모두 건강하게 치료받고 태어날 수 있도록 최대한 노력하는 것이 임산부 유방암 치료의 1차 목표이다.

모유 수유,
어렵지만 의미 있는 길

모유 수유는 엄마가 본능과 아기에 대한 사랑만으로 해 나가기에는 결코 쉬운 일이 아니다. 그렇기 때문에 수유를 시작하기 전에 열심히 공부하고, 수유를 하면서 생기는 문제들에 대해 적극적으로 대처해야 모유 수유를 끝까지 완수하는 완유의 단계까지 이를 수 있다.

마지막으로 수유는 절대 엄마 혼자만의 일이 아닌 엄마, 아빠가 함께해 나가야 과정이라는 사실을 기억하자. 엄마와 아기 모두의 건강과 관계 형성에 도움을 주는 모유 수유의 길은 멀지만 함께 노력해 나간다면 결코 험난하지만은 않을 것이다.

Step by step
모유 수유 제대로 하기

1 단계
모유 수유를 결심했다면 출산 전부터 모유 수유의 올바른 자세에 대해 익혀 둔다.

2 단계
출산 후 최대한 빨리 아기에게 젖을 물려 모유 수유를 시작한다.

3 단계
처음에 젖 양이 적고 아기가 보채더라도 분유를 섞어 먹이지 말고 인내심을 갖고 모유 수유를 지속한다.

4 단계
아기가 배고파할 때마다 수시로 젖을 먹이고, 한 번 먹일 때 10~15분씩, 양쪽 젖을 충분히 물리도록 한다.

5 단계
모유 수유 중에 유방에 덩어리가 만져지거나 유방이 붓고 빨개지는 등의 이상 증세가 나타나면 반드시 병원을 찾는다.

아름다운 유방에 대한 기준은 시대에 따라 끊임없이 변화한다.
풍만한 유방을 가지기 위해 유방 확대술이 발달해 왔고
최근에는 큰 유방을 축소하기 위한 유방 축소술이 시행되고 있다.
유방 확대술과 축소술은 단순히 미적인 이유뿐 아니라
콤플렉스나 병증을 해결하기 위한 방법이기도 하다.

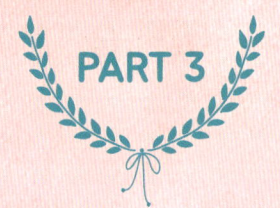

PART 3

유방의 확대와 축소

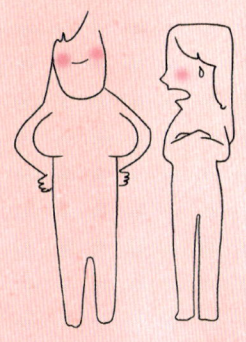

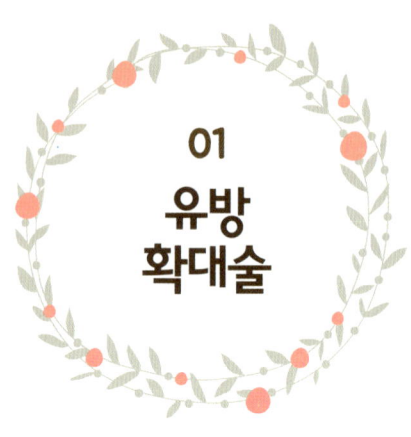

01 유방 확대술

진료실 이야기

32세의 미혼 여성이 유방 확대술에 대해 상담받기 위해 진료실을 내원했다. 여성은 10대부터 빈약해 보이는 가슴에 콤플렉스를 가지고 있었고 빈약한 가슴 때문에 연애에도 지장이 있다고 믿고 있었다. 여성은 평소 건강했으며, 20대 후반에 쌍꺼풀과 콧대를 높이는 수술을 두 차례 받은 적이 있는 것 외에는 특별히 수술을 받은 적이 없었다.

이전까지 유방암 검진을 받아 본 적은 없는 이 여성은 유방 확대술을 받아 아름다운 유방을 갖고 싶지만 유방 확대술을 받고 나면 유방암에 걸릴 경우 진단이 어려워진다는 이야기를 들은 적이 있어 걱정스럽다고 했다. 이 여성에게는 무슨 검사가 필요할까? 수술을 받고 나면 정말 유방암 진단을 할 때 문제가 생기는 걸까?

풍만한 유방을
가지려는 노력

    아름다운 유방에 대한 기준은 시대에 따라 끊임없이 변화해 왔다. 하지만 유방이 여성의 풍요로움과 풍만한 매력을 대표하는 것은 시대를 불문하고 마찬가지이다. 이런 이유로 부피감 있는 풍만한 유방에 대한 여성들의 바람은 예부터 끊임없이 지속되어 왔다. 유방 확대술이 대중화된 것은 최근의 일이지만 유방 확대술의 역사는 100년이 넘었다.

1895년 유방 선종으로 유방 조직의 일부를 제거한 여성에게 의사가 등에서 떼어 낸 지방종을 삽입하는 시술을 한 것이 유방 확대술의 시초이다. 이후 유방 조직을 대체할 다양한 성형 물질이 유방 확대술에 시도되었다. 주사기를 이용하여 젤리나 왁스 등을 주입하기도 했고, 실리콘을 수사하기도 했으며, 폴리우레탄이나 폴리비닐 성분의 고형 물질을 주입하기도 했다. 그러나 결과는 그다지 만족스럽지 못했다. 이후 1963년 처음으로 실리콘젤이 든 삽입물이 유방 확대술에 사용되었고 이것이 현대 유방 확대술의 시작이 되었다. 그 후 약 30년 동안 실리콘이 들어 있는 보형물이 유방 확대술에 널리 사용되었다.

하지만 1992년 미국식품의약국에서 실리콘 보형물의 안전성에 대한 문제를 제기하고 연구 목적 이외에는 사용을 금지하는 조치를 내렸다. 실리콘 보형물의 부작용이 밝혀졌기 때문이라기보다는 실리콘이 인체에 무해하다는 근거가 부족했기 때문이다.

실리콘 금지 그 이후

실리콘 보형물의 사용이 금지된 10년 동안은 생리 식염수 보형물이 주로 사용되었지만 생리 식염수는 실리콘보다 단단해 촉감이 좋지 않은 단점이 있었다.

2000년대 들어서 등장한 코헤시브젤은 유방 확대술에 새로운 지평을 열었다. 코헤시브젤은 실리콘의 점도를 높여 실리콘이 몸에 노출되는 확률을 줄인 신소재로 현재 유방 확대술에 가장 널리 이용된다. 코헤시브젤 보형물은 안전성이나 기능성 면에서 이전의 어떤 것보다 우수한 것으로 알려져 있다.

수술을 하기 전에 체크해야 할 것들

수술 목적 생각하기

수술 전에는 자신이 유방 확대술을 받으려는 이유가 무엇인지 다시 한 번 생각해야 한다. 유방 확대술은 전신 마취를 하는 수술이므로 그것을 감당해 낼 만큼 확대술을 원하고 있는지도 스스로 체크해 보아야 한다.

성형 중독 확인하기

비정상적으로 자신의 신체가 추하다고 생각하여 끊임없이 성형 수술을 해 자신의 몸을 고치려고 하는 질병이 있는데 이를 신체 추형 장애라고 한다. 이런 경우 수술보다는 정신적 치료가 먼저 필요하다.

원하는 크기 확인하기

자신이 원하는 유방의 크기가 어느 정도인지, 임신한 적이 있는 여성이라면 임신 시에 커진 유방의 크기는 어느 정도였는지 체크해야 한다. 만일 지나치게 큰 유방을 원하거나 임신 당시 유방이 커졌던 경험에 대해 좋은 감정을 갖고 있지 않다면 수술 후 결과에 대해 만족하지 못할 수 있다.

수술 전 유방 살피기

눈으로 살피기 유방 하수란 유방이 아래로 처져 있다는 말이다. 유방 하수가 심한 경우에는 유방 확대술 후 유방 하수가 더 심해질 수 있다. 그러므로 유방 하수인 경우에는 유방 확대술과 함께 유방을 고정하는 시술을 함께하는 것이 좋다.

만일 양쪽 유방의 크기가 같지 않다면 삽입물의 양을 조절하여 수술로 크기 차이를 줄일 수는 있지만 완전히 같은 크기로 교정할 수는 없다. 실제로 유방 확대술을 한 후에는 오히려 양쪽 유방의 비대칭이 더 심해 보일 수 있는데 이를 미리 알고 있지 않으면 유방 확대술을 한 후에 오히려 실망할 수 있다.

유방암 잡아내기 유방 확대술을 받으면 보형물 때문에 나중에 유방암이 걸렸을 때 진단이 늦어지는 것은 아닌지 걱정하는 여성이 많다. 하지만 일반적으로 보형물을 넣었다고 하더라도 유방 검진에는 크게 문제가 되지 않는다. 당연한 이야기이지만 유방암이 있는 여성은 유방 확대술을 받을 수 없다. 그렇기 때문에 최근 1년 이내 유방암 검사를 받아 본 적이 없는 여성이라면 유방 확대술을 받기 전에 먼저 유방암 검사를 받아 보는 것이 좋다.

질문: 보형물에 가려서 암이 잘 안 보이면 어떡하죠?

현재 많이 사용되는 코헤시브젤이나 생리 식염수의 경우 유방암 검진에 크게 문제가 되지 않습니다. 그렇기 때문에 다른 여성들과 마찬가지로 40세가 넘으면 일 년에 한 번씩 유방 촬영술을 받으면 됩니다. 하지만 보형물을 삽입한 위치에 따라 유방 촬영만으로 영상이 잘 보이지 않는 경우도 드물게 있습니다. 유방 촬영만으로 부족한 경우 유방 초음파나 유방 MRI 같은 추가 검사를 통해 충분히 검진할 수 있기 때문에 일 년에 한 번씩 주기적으로 진찰과 상담을 받으면 크게 걱정할 필요가 없습니다.

수술실 엿보기

내 유방에 꼭 맞는 보형물 고르기

현재 가장 많이 사용되고 있는 보형물은 실리콘으로 만든 코헤시브젤로 과거의 실리콘 보형물보다 안전하고 기능적으로 우수한 소재로 알려져 있다. 하지만 실리콘 보형물에 대한 거부 반응이 있는 사람은 생리 식염수 보형물을 사용해야 한다.

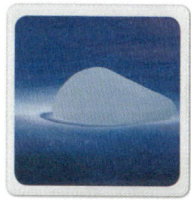

코헤시브젤

코헤시브젤 실리콘의 점도를 변화시켜 액체를 부드러운 반고체 성분으로 바꾼 것으로 실리콘이 인체에 접촉할 가능성을 줄인 보형물이다. 백이 터지더라도 반고체 상태이기 때문에 새거나 흐를 염려가 없다는 장점이 있지만 과거의 실리콘만큼 부드럽지는 못하다는 단점이 있다.

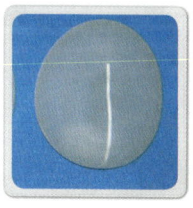

실리콘젤

실리콘젤 지금까지 개발된 보형물 중 가장 유방 조직과 유사한 소재이다. 하지만 인체에 흡수되어 자가 면역 질환을 유발할 가능성이 있고 유방암 및 관절염이 발생할 수 있다는 지적이 있어 1992년 이후부터 유방 확대술에 사용이 금지되었다. 그 후 유방암 재건술에만 제한적으로 사용되었으나 많은 실리콘젤이 유방암 발생과 무관하다는 연구 결과가 발표되면서 2006년부터는 다시 사용이 승인되었다.

*유방 확대술과 관련된 흔한 질문들

유방 확대술을 한 번 받으면 평생 가는 것인가요?
특별히 보형물과 관련된 합병증이 발생하거나 식염수백이 터지는 등의 문제가 생기지 않는다면 보형물을 평생 유지할 수 있습니다.

원래 자신의 유방보다 얼마나 더 크게 확대할 수 있나요?
가슴의 크기는 보형물을 넣는 양에 따라 원하는 만큼 늘릴 수 있지만 자신의 가슴의 넓이에 맞추어 보형물을 넣어 가슴을 적당히 확대하는 것이 중요합니다. 자신의 가슴 넓이보다 지나치게 큰 보형물을 넣으면 수술 후 모양이 좋지 않고 합병증이 발생할 확률이 높아집니다.

심하게 자극을 가하면 보형물이 터지나요?
보형물은 일반적인 자극으로는 쉽게 터지지 않습니다. 하지만 심한 교통사고를 당하거나 시간이 지나 보형물 표면이 얇아지면 식염수백의 경우 구멍이 나서 새는 경우가 있습니다. 이런 경우 인체에는 무해하지만 식염수백을 재삽입해야 할 수도 있습니다.

유방 확대술도 수술인데 흉터가 많이 생기지는 않나요?
코헤시브젤의 경우 4~5cm 정도, 생리 식염수의 경우 2cm 정도의 절개가 필요하지만 유륜 아래쪽과 같이 흉터가 잘 드러나지 않는 곳에 절개를 하기 때문에 일반적으로 흉터가 심하게 보이지 않습니다.

유방 확대술을 받으려면 전신 마취를 반드시 해야 하나요?
경우에 따라 척추 마취를 하기도 하지만 유방 확대술은 시간이 오래 걸리고 수술 부위도 넓기 때문에 일반적으로 전신 마취가 필요합니다.

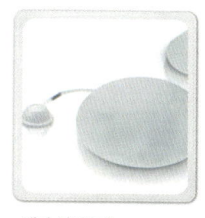

생리 식염수백

생리 식염수 환자가 실리콘 성분이 들어 있는 코헤시브젤에 거부감을 가지고 있다면 고려해 볼 수 있는 소재이다. 수술 후 혹시 식염수백이 터져 누출된다 하더라도 인체에 해가 없지만 촉감이 딱딱하고 수술 후 바깥으로 식염수백이 비칠 수 있다는 단점이 있다.

원하는 유방 크기 정하기

보형물의 종류를 선택했다면 다음에는 원하는 유방의 크기를 정해야 한다. 수술받을 여성의 본래 유방 크기를 기초로 원하는 모양과 크기에 따라 보형물의 높이와 사이즈를 결정한다. 일반적으로 낮은 높이, 중간 높이, 높은 높이 중 한 가지를 결정하고 사이즈는 100~500cc 중에서 다양하게 선택할 수 있다.

주머니를 넣을 위치 정하기

주머니는 크게 대흉근의 앞과 아래쪽 두 군데 중 한 곳에 넣게 된다. 시술받는 여성이 유방이 많이 앞으로 돌출되기를 원하거나, 유방의 모양을

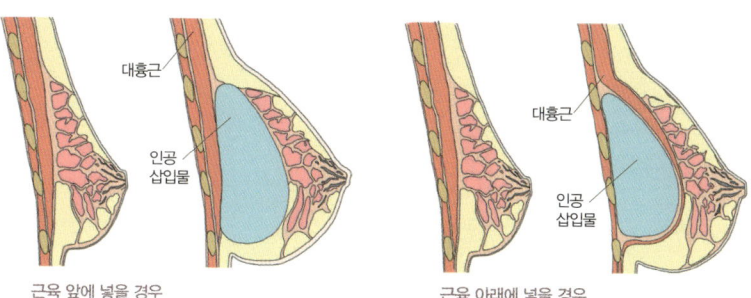

근육 앞에 넣을 경우   근육 아래에 넣을 경우

많이 변화시켜야 하는 경우 또 유
방이 아래로 많이 처져 있는 경우
에는 대흉근 앞에 보형물을 넣어
주는 것이 좋다. 이때 주의할 점
은 보형물이 정상 유방 조직을 가
리기 때문에 유방 촬영을 할 때 암

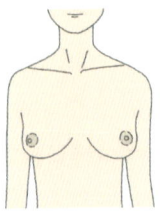
유방 확대술 전

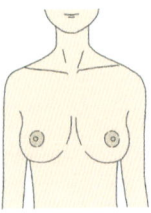
유방 확대술 후

등의 미세한 덩어리를 놓칠 수 있다는 것이다. 대흉근 아래에 보형물을 넣는 경우에는 유방 삽입물의 윤곽이 덜 보이기 때문에 더 자연스러운 장점이 있다. 하지만 유방의 크기가 작아 자가 유방 조직이 적거나 유방 하수가 심한 경우에는 삽입물과 실제 유방이 따로 분리되어 오히려 더 부자연스러워 보일 수도 있다.

Step by step
작은 유방이 콤플렉스일 때

1 단계
유방 확대술을 원한다면 우선 유방 수술 전문 병원을 찾는다.

2 단계
진료를 통해 실제 본인의 유방 크기, 대칭성 등을 꼼꼼히 파악한다. 유방암 검사를 한 지 1년이 지났다면 먼저 유방암 검사를 받는다.

3 단계
유방에 이상이 없으면 유방 확대 수술을 준비한다. 또한 자신의 유방에 가장 알맞은 보형물의 종류, 보형물의 양, 수술 방법 등을 결정한다.

4 단계
자신에게 가장 알맞은 유방 확대술을 받는다.

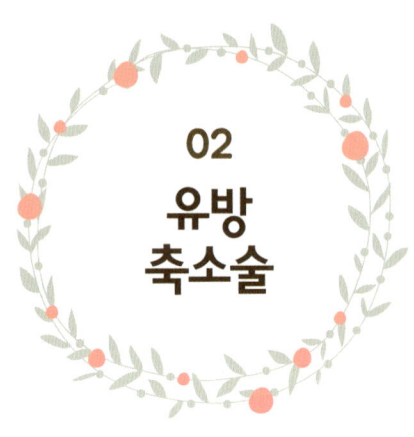

02
유방 축소술

🎀 진료실 이야기

40세 여성이 유방 지방 흡입을 시행받기 위해 진료실을 찾았다. 여성은 150cm의 키에 70kg의 몸무게로 뚱뚱한 편이었으며, 사춘기 때부터 가슴이 유난히 커서 맞는 속옷을 찾기가 힘들었고 옷을 입어도 맵시가 나지 않았다.

게다가 40세가 넘어가자 몸에 살이 찌면서 가슴이 더욱 커졌고 그래서인지 조금만 걸어도 허리가 아프고 숨이 찼다. 여성은 유방에도 지방 흡입을 할 수 있다는 인터넷 기사를 보고 자신도 지방 흡입을 할 수 있을까 싶어 방문했다고 했다.

이 여성은 어떤 방법으로 유방의 크기를 줄일 수 있을까? 유방 크기를 줄이면 이 여성의 건강상 문제가 해결될 수 있을까?

일부러 유방을 줄인다고?

미용에 대한 관심의 증가와 언론 매체의 홍보로 인해 유방 확대술에 대해서는 대중적으로 알려졌지만 유방 축소술에 대해서는 알려진 바가 많지 않은 것이 사실이다. 하지만 유방 축소술은 큰 유방을 가진 여성들이 상대적으로 많은 서양에서는 이미 널리 행해지고 있는 보편적인 수술 중의 한 가지이다.

큰 유방이 왜 문제가 될까?

가슴이 크고 작은 것은 주관적인 개념이기 때문에 얼마만큼 커야 큰 가슴이라고 하는지에 대한 명확한 정의는 없다. 보통 한쪽 가슴의 부피가 250~300cc 정도를 이상적인 가슴의 크기로 보며, 400~600cc는 약간 비대, 600~1,000cc는 중등도 비대, 1,000cc 이상은 심한 비대로 판단한다. 하지만 가슴의 부피를 저울에 잴 수 있는 것도 아니고 체격 조건에 따라 가슴 크기의 기준도 각기 다르다. 일반적으로 가슴의 부피가 크거나 무게가 많이 나가서 생활에 불편함을 주거나, 신체 건강에 해를 끼치는 경우, 또 큰 유방으로 인해 여성이 심리적으로 큰 부담을 느끼는 경우 치료가 필요한 큰 유방이라고 할 수 있다.
유방은 여성의 아름다움의 상징이지만 지나치게 큰 유방은 미련해 보이는 인상을 줄 수 있고 옷이 몸에 잘 맞지 않아 옷을 입어도 태가 나지 않을 수 있다. 또한 사춘기 시절에는 지나치게 큰 유방으로 인해 이성에게 놀림을 받거나, 본의 아니게 타인으로 하여금 성적으로 개방적이라는 인식을 갖게 해 곤혹을 치르게 되는 여성도 있다.

실제로 큰 유방을 가진 여성들의 스트레스는 작은 유방에 대한 콤플렉스를 가지고 있는 여성보다 더 심각하고 병적인 경우가 많다. 이런 심리적인 문제를 해결할 수 있는 방법 중의 한 가지가 바로 유방 축소술이다. 물론 코가 낮은 것이 콤플렉스라고 해서 코를 높이는 것이, 키가 작은 것이 콤플렉스라고 해서 억지로 키를 키우는 것이 모든 문제를 완벽하게 해결하는 방법이 아니듯 가슴이 크다고 무조건 줄이는 것이 완벽한 해결 방법은 아니다.

큰 유방의 문제는
따로 있다

큰 유방의 경우 그 자체의 무게와 크기로 인해 유방 통증이 유발될 수 있으며 몸에 맞는 브래지어를 착용하기 힘들기 때문에 브래지어 끈이 위치한 어깨나 가슴 골 부위가 깊게 파이면서 통증을 느낄 수 있다. 또한 가슴이 접히는 살 사이로 피부 습진 등이 자주 발생하여 위생상의 문제도 생긴다. 뿐만 아니라 앞가슴 쪽으로 무게 중심이 쏠리면서 허리, 목, 어깨 부분의 만성 통증이 유발될 수 있으며 구부정한 자세를 오래 유지하게 되면서 자세의 변형까지 생길 수 있다.

게다가 유방이 지나치게 클 경우에는 혈액 순환 장애와 호흡 장애까지 유발될 수도 있다. 거대 유방은 유방암 조기 진단에도 어려움을 준다. 유방암이 생겼을 때 큰 유방 조직에 암 덩어리가 가려짐으로써 유방암의 조기 진단을 놓칠 가능성이 있다.
이처럼 지나치게 큰 유방은 단순한 신체의 콤플렉스가 아닌 치료가 필요한 하나의 질병으로 볼 수 있다.

유방이 병적으로 커지는 이유는?

유방은 호르몬 분비에 의해 성숙하고 성장하는 기관인 만큼 호르몬 분비에 따라 민감하게 작용하다. 유방이 성장에 관여하는 호르몬은 매우 복잡하기 때문에 정확한 원인을 파악할 수는 없지만 호르몬의 과다 분비에 의해서 비정상적으로 유방이 커질 수 있다.
또한 호르몬의 분비는 정상이지만 유전적으로 가슴이 큰 경우가 있으며, 비만과 동반되어 유방이 커질 수도 있는데 이를 비만 유방 비대증이라고 부른다. 특히 비만과 동반된 거대 유방은 서구화된 식생활과 함께 우리나라에서도 급속도로 늘고 있는 추세이다. 이 경우에는 유방 축소술을 시행하기 전에 식생활 교정이나 체중 감량, 지방 흡입 등의 방법을 먼저 시도해 보는 것이 좋다.

유방 축소술 파헤치기

유방 축소술은 100년 전 큰 유방의 일부를 잘라 내는 수술로 시작해서 이후 다양한 수술 방법이 개발되었다.

여러 가지 수술 중에 어떤 방법을 선택할지는 유방 크기와 관련이 있다. 만일 유방이 심하게 크지 않고 피부의 탄력이 좋은 경우에는 지방 흡입술만으로도 축소술을 시행할 수 있다.

하지만 유방이 아주 큰 경우에는 흉터가 생기더라도 피부를 절개하는 수술을 해야 한다. 최근에는 흉터를 작게 하는 방법이 많이 개발되어 유륜 부분과 아래쪽으로 수직의 흉터만 미세하게 남게 하는 수술법이 널리 사용되고 있다.

수술실 엿보기

유륜 절개 유방 축소술

유륜 주위를 통해 유방 피부와 유선 조직을 절제해 유방 축소술을 하는 방법이다. 유륜 주위만 절개를 해서 흉터를 최소화할 수 있는 장점이 있지만 유륜 주위를 통해서만 유선을 절제해야 하기 때

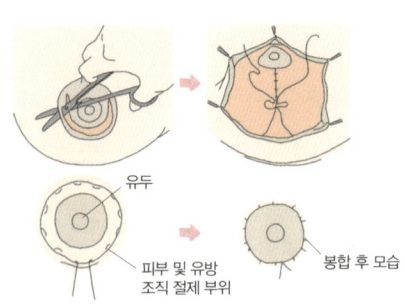

유륜 절개 유방 축소술

문에 유방 조직을 절제할 수 있는 양이 적어 유방 크기를 줄이는 데 한계가 있다. 그래서 유방이 지나치게 크지 않은 경우나 처진 가슴을 올리는 경우에 주로 사용한다.

역T자형 유방 축소술

T자를 거꾸로 한 모양으로 유방 피부를 절개하는 방법이다. 정확한 디자인으로 절제 모양을 정할 수 있고 유방의 모양이 예쁘게 나오는 장점이 있지만 흉터가 크게 남고 시간이 지나면서 유방 모양이 변하는 단점이 있다.

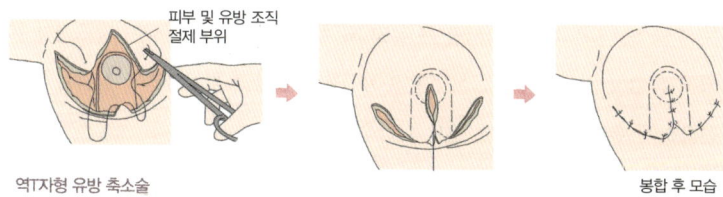

역T자형 유방 축소술   봉합 후 모습

수직 절개 유방 축소술

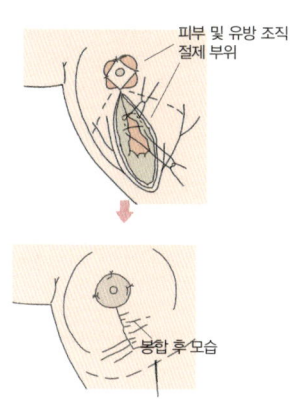

수직 절개 유방 축소술

유륜을 절개하고 유방 아래쪽으로 4~5cm 정도를 절개해 유방 조직을 제거하는 방법이다. 르주어법으로 알려져 있다. 유방의 크기와 관계없이 수술이 가능해 매우 큰 유방인 경우도 수술할 수 있다. 게다가 흉터는 역T자형 유방 축소술에 비해 아주 작게 남는 장점이 있어 현재 가장 많이 시행되는 수술법 중 하나이다. 수술 결과를 예측하기 쉽고 큰 유방을 가진 경우에도 결과가 좋은 장점을 갖고 있다. 그러나 수술 직후 유방 모양이 찌그러져 보이는 단점이 있다.

질문: 유방 축소술은 과연 안전한가요?

유방 축소술은 복잡한 수술법은 아니지만 수술을 받고 난 후 절개 부위에 피가 고이거나 감염, 피부 괴사 등의 부작용이 생길 수 있고 수술 과정에서 유두의 손상이 올 수도 있습니다. 그렇기 때문에 미용 목적으로 간단하게 받을 수 있는 수술법은 아닙니다. 하지만 큰 유방 때문에 만성적으로 허리가 아프거나 유방에 습진이 생긴다거나 일상생활에 어려움이 있다면 전문가와의 상담을 통해 신중하게 수술을 고려해 볼 필요가 있습니다.

Step by **step**
큰 유방으로 고민할 때

1 단계
큰 유방으로 인해 허리 통증, 호흡 곤란, 피부 질환 등의 불편함이 있다면 병원을 찾는다.

2 단계
진료를 통해 병적으로 큰 유방인지 확인하고 지방과 유선 조직 중 어떤 조직이 많은 것인지 파악한다.

3 단계
치료가 필요한 거대 유방이라면 환자의 유방 특징에 따라 수술 또는 지방 흡입을 시행받는다.

유방에 통증이 생기면 여성들은 유방암에 대한 두려움에 사로잡힌다.
그러나 유방에 통증이 있다고 해서 모두 유방암은 아니다.
그렇다면 유방암과 유방 질환의 차이는 무엇이고
어느 정도 연관되어 있는 것일까?
지금부터 유방 질병에 대해 하나하나 파헤쳐 보자.

PART 4

유방 질환

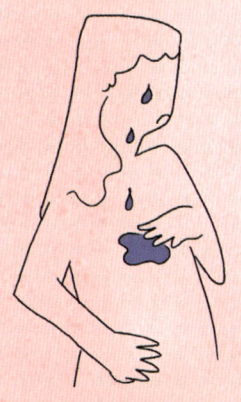

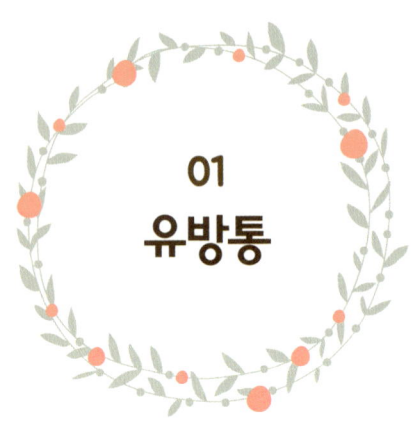

01 유방통

🎀 진료실 이야기

30세 미혼 여성이 유방암에 대한 걱정으로 진료실을 찾았다. 평소 건강했던 여성은 6개월 전 등산을 하던 중에 처음으로 양쪽 유방에 찌르는 듯한 통증을 느꼈다. 통증은 약 5분 후 사라졌으나 3일 후 월경이 시작되자 다시 양쪽 유방에 쥐어짜는 듯한 통증이 느껴졌다. 1주일 후 월경이 끝나자 유방 통증도 자연스럽게 사라져 그때는 대수롭지 않게 넘어갔다.

하지만 한 달 후 월경과 함께 한층 더 심한 통증이 찾아왔고 여성은 혹시 유방암이 생긴 것은 아닐까 하는 생각을 하게 되었다. 목욕을 하면서 TV에서 배운 대로 꼼꼼히 자가 진찰을 해 보았지만 특별히 만져지는 것은 없었다. 그 후에도 월경을 할 때마다 유방 통증이 찾아왔고 시간이 지날수록 통증의 강도는 한층 더 심해졌다. 진통제를 먹어 보았지만 효과가 없자 고민 끝에 유방 클리닉에서 진료를 받아 보기로 결심했다. 이 여성에게는 어떤 검사와 치료가 필요할까?

암에 걸리면
유방에 통증이 생긴다?

유방에 통증이 생기면 환자들은 유방암에 대한 두려움으로 진료실을 찾게 된다. 물론 유방암 환자에게서도 유방통이 발생할 수 있다. 하지만 유방암 환자가 유방통을 주 증상으로 호소하는 경우는 5% 이하에 불과하다.

물론 대부분의 유방통이 암과 관련 없는 증상이라 할지라도 암과 관련된 5%의 통증을 감별할 필요가 있다. 환자가 호소하는 증상은 유방통 말고는 아무것도 없다 해도 실제로 진찰을 하거나 유방 촬영을 해 보면 유방 종괴가 발견되는 경우가 있기 때문이다. 이런 경우 유방통은 유방암 조기 발견의 유일한 신호가 될 수 있다.

유방암과 관련된 유방통
어떤 특징이 있을까?

유방암과 관련된 통증은 생리적 유방통과 달리 통증을 호소하는 부위가 국소적이고 통증 양상이 지속적이고 심한 특징이 있다. 이런 특징이 유방암을 의심해 보는 단서가 될 수 있다.

하지만 일반 여성들이 자신의 유방 통증이 암과 관련된 것인지 아닌지 스스로 감별하는 것은 어려운 일이다. 그러므로 1년 이내 유방암 검진을 받은 적이 없는 여성이 갑자기 유방통이 생겼다면 의사의 진료를 받을 필요가 있다. 유방 진찰, 유방 촬영, 유방 초음파 등의 다양한 검사법이 악성 질환의 감별에 도움을 줄 수 있다.

유방통이 생긴 환자에게서 가장 중요한 첫 단계는 유방암이 아닌지를 살펴보는 것이다. 이는 유방암의 조기 발견을 위해서뿐 아니라 유방암이 아니라는 사실을 알려 주는 것만으로도 환자의 85% 이상에서 통증이 자연적으로 사라지기 때문이다.

그렇다면 검사를 통해 유방암이 아닌 것으로 판단된다면 그것으로 끝일까? 암이 아닌 것만으로 만족하고 통증에 익숙해지면서 살면 되는 걸까?

통증에 귀 기울이기

암이 아니라 하더라도 통증은 절대 무시하고 넘어갈 증상이 아니다. 유방통은 유방의 통증을 아울러서 일컫는 말이지만 실제로 유방통이 생기는 원인은 다양하다. 그 통증의 종류에 따라 유방통에 대한 치료 방법도 달라지기 때문에 통증에 귀 기울이면서 통증의 원인을 찾는 것이 중요하다.

유방통에 접근할 때 가장 먼저 확인할 점은 통증의 주기성이다. 주기성을 갖지 않는 유방통의 경우는 유방이 아닌 가슴벽의 다른 부위를 유방의 통증으로 착각하는 것일 수 있기 때문에 실제로 유방의 통증인지 유방 외적인 통증인지 구분할 필요가 있다. 만일 유방 외 다른 부위의 통증을 유방통으로 착각한 것이라면 실제로 통증이 발생한 부위를 치료하는 것만으로도 쉽게 유방통을 해결할 수 있다.

통증의 종류를 구분하는 데 가장 도움이 되는 것은 환자들의 통증에 대한 설명이다. 실제로 진료실에 내원한 환자들은 제각각 다양한 표현으로 자신의 통증을 묘사한다. 콕콕 쑤신다, 찌릿찌릿하다, 찢어지는 것 같다, 겨드랑이로 뻗친다 등과 같은 환자의 표현이 통증의 원인을 파악하는 데 큰 도움이 된다.

예를 들어 겨드랑이로 뻗치는 듯한 통증은 유방 주위를 지나가는 신경의 이상에 의한 통증을, 갈비뼈가 아리고 가슴이 쿡쿡 쑤시는 듯한 통증은 유방이 아닌 갈비뼈 연골의 염증에 의한 통증을 의심해 볼 수 있는 단서가 된다. 그리고 왼쪽 유방과 가슴 쪽에 통증이 있을 때는 유방통과 심장의 이상으로 발생하는 통증과 구분해야 한다.

주기적 유방통

주기적 유방통이란 월경과 관련되어 주기적으로 나타나는 통증을 의미한다. 여성들이 호소하는 유방통 중 약 70%가 주기적 유방통에 속한다. 평소에는 통증이 없다가 월경 시기가 다가오면 유방통이 나타나거나 평소에 있던 통증이 월경과 함께 심해지는 경우 모두 주기적 유방통에 속한다.

앞에서 언급했던 유방통을 주 증상으로 온 30대 여성의 경우가 대표적인 주기적 유방통이라고 볼 수 있다. 실제로 많은 여성이 이러한 월경 주기와 관련된 유방의 통증을 경험한다. 월경 시작 전후로 생기는 양쪽 유방의 무거운 듯한 느낌, 누를 때 발생하는 통증 등은 대부분이 호르몬과 관련된 정상적인 현상이다. 주기적 유방통은 폐경기가 되면 20% 이상의 환자에게서 특별한 치료 없이도 사라진다. 하지만 생리 주기와 관련된 유방 통증이 일상생활에 지장을 줄 만큼 심하다면 적절한 치료를 받을 필요가 있다.

비주기적 유방통

생리 주기와 상관없이 발생하는 비주기적인 유방통은 주기적 유방통보다는 드물지만 30대 여성에게서 자주 나타나는 증상이다. 유방염, 유방 낭종, 여성 호르몬 이상, 금단 증상 등 다양한 원인에 의해 비주기적 유방통이 발생할 수 있다.

유방암 역시 비주기적 유방통을 유발한다. 비주기적 유방통의 경우 주기적 유방통에 사용하는 치료에 대한 효과가 30% 이하로 떨어지기 때문에 치료 방법이 좀 더 까다로운 편이다.

비주기적 유방통에서 반드시 구분할 것은 유방과 가까운 다른 부위의 통증이다. 유방 자체의 통증뿐 아니라 갈비뼈나 유방과 가까운 부위의 목뼈, 피부, 심장, 식도 부위의 통증도 유방의 통증처럼 나타날 수 있다. 이런 통증의 경우에는 실제로 아픈 부위가 어디인지 밝혀 내는 것이 통증을 뿌리 뽑는 데 가장 중요한 열쇠 역할을 한다.

모든 유방통은
치료를 받아야 할까?

　유방통은 20대부터 폐경기 이후까지 넓은 연령층에서 많은 여성이 호소하는 흔한 증상이다. 실제로 한 설문 조사에 의하면 여성 중 70% 이상이 일생에 한 번 이상 유방의 통증을 경험한다고 한다. 하지만 유방통이 있다고 모두 치료가 필요한 것은 아니다. 유방통을 호소하는 여성 중 약 10%에서만 치료가 필요하다.

유방통을 호소하는 여성이 치료의 유무를 결정할 때 가장 중요한 점은 통증의 기간과 강도이다. 통증이 생긴 지 6개월이 지나지 않은 유방통은 대부분 자연적으로 소실되기 때문에 대부분의 경우 치료가 필요하지 않다. 그렇기 때문에 시간을 두고 좋아지기를 기다려 볼 수 있다. 하지만 반드시 유념할 점은 1년 이내에 유방암 검사를 시행받지 않은 여성에게서 유방 통증이 갑작스럽게 발생했다면 반드시 병원을 찾아 유방암을 비롯한 기질적 질환의 감별을 위한 검사를 해야 한다는 사실이다.

유방 촬영이나 초음파 검사로 유방암의 유무를 먼저 확인한 후 유방통의 강도와 기간에 따라 치료 여부를 결정해야 한다. 심하지 않은 6개월 미만의 통증이라면 6주간 특별한 치료 없이 기다려 볼 수 있다. 실제로 약 85%에서 특별한 치료 없이도 6주 이내에 유방통이 사라진다. 하지만 통증의 강도가 갈수록 심해지거나 6주 후에도 통증이 지속된다면 통증의 주기성, 양상, 강도를 고려해 약물 치료를 시작해 볼 수 있다.

유방통에 도움이 되는 치료법

꼭 맞는 브래지어의 착용

가벼운 자극이나 운동으로도 통증이 생긴다면 유방의 움직임을 최소화하도록 몸에 꼭 맞는 브래지어를 착용하는 것이 통증 감소에 도움이 된다. 통증이 심해지면 온찜질이나 아스피린과 같은 진통제를 함께 사용해 볼 수 있다.

카페인과 지방 섭취 줄이기

카페인은 유방 세포의 정상적인 대사 활동을 방해하고 유방 상피 세포를 과민하게 하여 유방 통증을 악화시킬 수 있다. 과량의 지방 섭취 역시 유방 통증을 악화시키는 것으로 알려져 있다. 이러한 카페인과 지방 섭취를 줄이는 것만으로도 유방 통증을 줄일 수 있다. 그러나 갑자기 커피와 지방 섭취를 줄인다고 해서 유방 통증이 사라지는 것은 아니다. 3개월 이상 꾸준히 지속해야 효과를 볼 수 있다는 점을 기억해야 한다.

비호르몬 약물 요법

달맞이꽃 종자유를 복용하는 것도 부작용 빈도가 낮고 약국에서 손쉽게 구할 수 있기 때문에 쉽게 시도해 볼 수 있는 치료 방법이다. 복용 방법은 3개월간 달맞이꽃 종자유를 하루 1g씩 꾸준히 복용하고 효과가 있을 경우 2개월간 더 복용한 후 중단한다.

우리나라에서는 약국이나 건강 식품점에서 처방전 없이도 쉽게 달맞이꽃 종자유를 구매할 수 있다. 하지만 달맞이꽃 종자유는 환자 개개인의 효과나 증상의 호전 정도에 따라 치료 시기, 용량 등의 조절이 필요한 약물이다. 드물게는 항우울제 등의 다른 약과 함께 복용할 경우 경련 등의 심각한 부작용이 발생할 수 있으므로 의사와 상의한 후에 복용을 시작하는 것이 좋다.

호르몬 약물 요법
식이 요법이나 생활 습관 교정, 비호르몬 약물 요법만으로 유방 통증을 감소시킬 수 없는 경우 타목시펜, 다나졸, 브로모크립틴 등 호르몬 분비를 교정하는 약물 요법을 시도할 수 있다. 특히 호르몬 치료는 비주기적 유방통보다는 호르몬 주기와 관련된 것으로 알려진 주기적 유방통에 효과가 있다. 하지만 호르몬 치료는 득과 실을 따져 신중히 시작해야 하므로 반드시 전문가와의 상담을 한 후에 하도록 한다.

*유방통 치료에 사용하는 호르몬 치료

타목시펜
선택적 에스트로겐 억제제로 유방통에 가장 안전하게 사용할 수 있는 약제이다. 심하지 않은 경우에는 먹는 타목시펜 대신 타목시펜 성분이 포함된 젤을 유방 피부에 바를 수도 있다.

다나졸
통증을 완화시키지만 구역질, 월경, 생리 불순, 두통과 같은 부작용이 환자의 2/3에서 나타나기 때문에 주의해서 사용해야 한다.

브로모크립틴
프로락틴 억제제로 수유를 끊을 때 젖이 나오지 않게 하는 약이다. 구역질과 어지러움 같은 부작용이 있을 수 있다.

졸라덱스
성선 자극 호르몬 촉진제로 주사 제제이다. 이것을 맞으면 월경을 멈추게 되므로 유방통이 견딜 수 없을 만큼 심한 경우에 사용한다.

이소플라본
식물성 에스트로겐 제제로 현재는 연구 중에 있는 상태이다.

Step by step
진료실에 내원한 유방 통증 환자

1 단계
유방암에 의한 통증인지 아닌지 확인한다.

- 병원에 내원하여 진찰을 해 본다.
- 최근 12개월간 유방암 검진을 하지 않았다면 유방암 검진을 해 본다.

2 단계
유방암이 아니라면 통증의 기간과 양상을 정확히 파악한다.

- 통증이 심하지 않다면 치료 없이 6주간 기다려 본다.
- 심한 통증이 지속되는 경우 6주간 통증 차트를 기록한다.
- 주기적 통증과 비주기적 통증을 구별한다.

3 단계
6개월 이상 지속되고 고통을 안겨 주는 통증이라면?

- 생활 습관 교정과 식이 요법을 먼저 시행해 본다.
- 몸에 꼭 맞는 브래지어를 착용한다.
- 저지방 식사를 한다.
- 카페인 섭취를 줄인다.
- 달맞이꽃 종자유를 복용한다.

4 단계
그래도 통증이 지속된다면?

- 호르몬 치료를 고려한다.

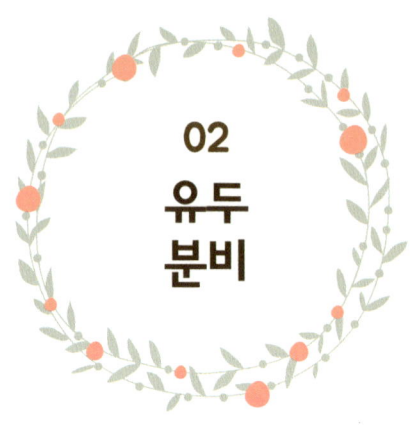

02
유두 분비

진료실 이야기

33세 미혼 여성이 왼쪽 젖꼭지에서 피가 나온다며 진료실을 방문했다. 처음 브래지어에 노란 진물이 묻어 나올 때만 해도 대수롭지 않게 여기고 그냥 지나쳤다.

그러던 어느 날, 샤워를 하던 중 왼쪽 유두를 꽉 눌러 보자 노란 분비물이 나왔고 세게 짜면 짤수록 분비물이 멈추지 않고 나오더니 급기야 피가 섞여 나오기 시작했다. 반대쪽 유방은 억지로 짜 보아도 분비물이 나오지 않았다.

기혼도 아닌 미혼 여성의 유방에서 지금 어떤 일이 벌어지고 있는 것일까? 진료실을 찾은 여성에게는 어떤 검사가 필요할까?

젖꼭지에서 나오는 것은
모유만이 아니다

수유를 하지 않는 여성의 유두에서 분비물이 나오면 깜짝 놀라는 경우가 많지만 유두 분비는 유방 혹, 유방통과 함께 3대 유방 증상 중의 한가지이다. 실제로 전체 유방 질환 환자 중에서 유두 분비 환자가 2~8%일 정도로 결코 드물지 않은 증상이다.

유두 분비의 대부분은 자연적으로 나타나는 현상이며 병적인 유두 분비라고 할지라도 대부분 양성 유방 질환이 그 원인이다. 하지만 병적인 유두 분비의 원인 중에 5~20%를 차지하는 것이 바로 유방암이다. 그렇기 때문에 유두 분비 증상이 발생하면 반드시 유방암의 가능성을 생각할 필요가 있다.

분비물 100% 파헤치기

유두 분비물이 무엇인지 판단할 때 가장 중요한 것은 분비물의 양상이다. 가슴에서 분비물이 나온다고 무조건 암이라고 판단하기 전에 분비물의 양상을 차근차근 따져 본다면 일반 여성들도 자신의 분비물이 자연스러운 현상인지, 병적인지 어느 정도 구분할 수 있다.

저절로 나오는가, 억지로 짜면 나오는가?

수유를 하지 않는 여성의 젖꼭지에서 저절로 분비물이 나온다면 긴장할 필요가 있다. 여성의 유방 안에는 젖을 이동시키는 유선관들이 있기 때문에 수유를 하고 있는 중이 아니라고 하더라도 자극을 주면 유선관에서 소량의 젖이 나올 수 있다. 그렇기 때문에 억지로 짜서 나오는 분비물은 대부분 크게 의미가 없다. 하지만 가만히 있어도 분비물이 흘러나온다면 반드시 검사가 필요하다.

한쪽 유방인가, 양쪽 유방인가?

초경을 시작하는 시기나 폐경기에는 호르몬 수치가 갑자기 변한다. 이 시기에는 유방 조직이 갑작스러운 호르몬 변화에 노출되어 유두에서 분비물이 나올 수 있다. 이 경우에는 양쪽 유방의 유두 그리고 유두를 구성하는 모든 구멍이 똑같은 호르몬의 영향을 받기 때문에 양쪽 유두의 여러 구멍에서 동시에 분비물이 분비된다. 그러므로 한쪽 유두의 한 구멍에서만 분비물이 발생한다면 분비물이 생긴 유방 쪽에 병적인 변화가 생겼을 가능성이 높다고 볼 수 있다.

분비물 색깔 분석하기

분비물의 색깔을 분석하는 것 역시 원인 질환을 추정하는 데 많은 도움이 된다. 분비물이 누런 진물 같거나 피가 섞인 우유색, 붉은색, 물처럼 맑은 색일 경우 종양과 관련되어 있을 가능성이 높다. 반대로 녹색이나 회색, 갈색인 경우에는 양성 질환일 가능성이 높다.

> *처녀의 가슴에서 젖이 나온다고?

임신부나 수유부가 아닌 여성 또는 남성에게서 젖이 나오는 것을 유루라고 한다. 유루는 왜 생기는 걸까?

유방의 자극
처녀나 할머니의 젖도 계속 만지고 빨면 신기하게 젖이 나온다. 유방이나 젖꼭지의 자극이 여성의 유방에서 젖이 나오는 가장 흔한 원인이다. 이런 경우 자극을 멈추면 유루 역시 쉽게 멈춘다.

뇌하수체 종양
유즙 분비 호르몬인 프로락틴은 여성의 유방에서 젖이 만들어지고 분비되도록 하는 호르몬이다. 만일 이 호르몬이 증가하면 처녀나 남성의 유방에서도 젖이 나올 수 있다. 프로락틴이 증가하는 흔한 원인 중의 하나는 뇌하수체에 종양이 생긴 경우이다. 만일 유루가 지속되고 피 검사 결과 프로락틴 수치가 증가했다면 뇌 MRI를 찍어 뇌하수체에 종양이 있는지 확인해 봐야 할 수도 있다.

약물 부작용
생각보다 많은 종류의 약물이 유루를 유발한다. 약물이 유즙 분비 호르몬인 프로락틴을 증가시키기 때문이다. 물론 약을 먹는다고 해서 모든 사람에게서 유루가 생기는 것은 아니다. 하지만 약을 먹는 중에 유루가 생긴다면 먼저 약을 끊고 상황을 지켜봐야 한다. 유루를 일으키는 약물은 소화성 궤양 치료제, 경구 피임제, 정신 치료 약제, 항고혈압제 등이다. 만일 유루 증상으로 병원을 찾는다면 꼭 자신이 먹고 있는 약을 가지고 가도록 한다.

다른 질병의 동반 증상
갑상선 기능 저하증이나 만성 신부전증, 간경화가 있는 경우 유루가 동반될 수 있다. 이런 경우 원인 질병을 치료하면 유루 증상도 함께 좋아진다.

유두에서 분비되는 것이 확실한가?

유두가 아닌 유두 표면이나 유륜 부위에서 나오는 분비물이 유두 분비물과 헷갈리는 경우가 많은데 이를 구분할 필요가 있다.
유두 표면이나 주위에서 분비물이 나오는 경우를 가성 분비라고 하는데 함몰 유두나 유두의 습진, 외상, 몽고메리 선에 고름이 찬 경우 등에도 이러한 가성 분비가 생길 수 있다. 이 경우 원인을 치료해 주면 분비물을 쉽게 치료할 수 있다.

질문: 반드시 주목해야 할 위험한 유두 분비가 있나요?

- 짜지 않아도 저절로 분비물이 흘러나오는 경우
- 유두의 한쪽 구멍에서만 분비물이 나오는 경우
- 유두 분비물과 함께 유방에서 덩어리가 만져지는 경우
- 누런색, 우유색, 피 색깔의 분비물이 나오는 경우
- 60세 이상에서 처음 생긴 유두 분비의 경우
- 남성에서 발생하는 유두 분비의 경우

병적 유두 분비 접근하기

유두 분비물이 병적이라고 판단되어도 그 원인이 모두 유방암은 아니라는 사실을 기억할 필요가 있다. 병적 유두 분비물의 원인 중 5~20%만이 유방암이며 나머지 80~95%는 다른 양성 유방 질환이다. 단일성 유두종, 유선관 확장증, 낭종성 질환, 유방암 등 다양한 질병에서 유두 분비가 생길 수 있기 때문에 이 중 어떤 질병 때문에 유두 분비가 생긴 것인지 확인하는 검사 과정이 필요하다.

어떤 검사를 받게 될까?

의사의 유방 진찰, 유방 촬영, 유방 초음파 검사 역시 도움이 될 수 있지만 유방에 덩어리가 없고 유두 분비 증상만 있는 경우에는 이런 검사만으로는 원인을 찾기 어려울 수 있다. 실제로 유두 분비와 유방 혹이 동반되는 경우는 15% 이하에 불과하다. 이처럼 유두 분비 증상만을 호소하는 경우 정확한 진단을 위한 특별한 검사법이 몇 가지 있다.

유선관 조영술

젖이 나오는 통로인 유선관 안으로 조영제를 넣고 사진을 찍는 방법이다. X선으로 촬영하면 조영제가 하얗게 보이기 때문에 조영제가 유선관을 따라 흘러가면 유선관 모양이 그려진다. 만약 유선관 내에 이상

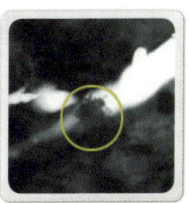

유선관 조영술 상에서 나타난 관내 유두종

한 병변이 있다면 X선 사진 상에 나타나게 된다.

유선관 내시경

분비물이 나오는 유선관 내에 미세 내시경을 삽입하여 직접 유선관 안쪽을 카메라로 관찰하는 방법이다. 눈으로 직접 유선관 내에 병적인 부분이 있는지 확인하고 이상한 곳이 관찰된다면 조직 검사도 할 수 있는 장점이 있다. 하지만 최근에는 많이 시행되지 않고 있다.

조직 검사

만일 유선관 조영술이나 유선관 내시경 등의 진단 방법을 통해 유선관 내 이상 소견이 포착되었다면 조직 검사를 시행한다. 국소 마취 후 유륜 가장자리를 1cm 정도 절개한 후 유륜을 살짝 들어 올려 분비물이 차 있는 유선관을 찾아 조직 검사를 시행한다. 조직 검사는 유두 분비의 원인을 찾아내는 최종 진단법이며 조직 검사 결과에 따라 그에 맞는 치료를 시행한다.

유두 분비 질환의 대표 주자
관내 유두종

관내 유두종이란 유선관이 늘어나면서 관 안에 사마귀 모양의 혹이 자라는 것을 말하는데 병적 유두 분비의 가장 흔한 원인이다. 관내 유두종은 35~55세의 폐경기 전후 여성들에게서 많이 발생한다.

관내 유두종은 젖이 나오는 관 속에서 혹이 자라기 때문에 혹이 생겨도 겉으로는 잘 만져지지 않는다. 대신 주로 혈관이 많이 분포되어 있는 곳에 위치하기 때문에 혹에서 출혈이 잘 생긴다. 관내 유두종의 약 50~90%에서 젖꼭지에서 피나 맑은 분비물이 흘러나오는 증상이 나타난다.

다발성 유두종은 반드시 암과 구별해야 한다

관내 유두종의 종류는 단발성 유두종, 다발성 유두종, 비전형 유두종, 유두암 네 가지가 있다. 단발성 유두종은 말 그대로 유선관 내 혹이 한 개만 있는 것인데 이 경우는 유방암과 상관없기 때문에 크게 걱정할 필요가 없다. 하지만 다발성 유두종의 경우 혹이 세 개 이상 있을 경우에는 유두암이 생길 가능성이 높아지기 때문에 반드시 주목해야 한다.

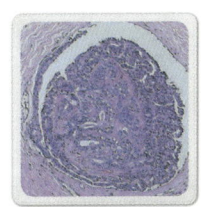
현미경 검사에서 관찰되는 관내 유두종

어떻게 암과 구분할까?

만일 유두에서 핏빛 분비물이 나오면 유두종과 유두암을 의심해야 한다. 이 경우 기본적으로 유방 초음파와 유방 촬영을 시행하지만 유선관에만 용종이 있는 경우에는 이런 검사

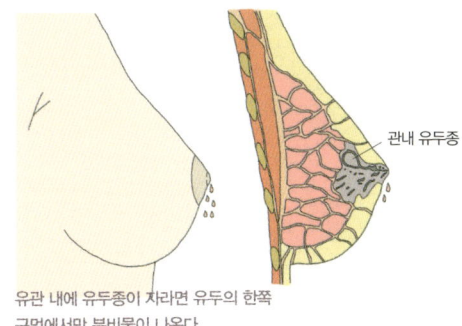
관내 유두종

유관 내에 유두종이 자라면 유두의 한쪽 구멍에서만 분비물이 나온다.

가 도움이 되지 않을 수 있기 때문에 유두종과 유두암을 감별하는 동시에 치료를 위해 국소 절제술을 시행한다.

국소 절제술이란 유륜 주위를 칼로 절제해 늘어진 유관을 분리해 내 유두종을 포함한 유선관 주위의 조직을 잘라 내는 수술법으로 국소 마취 또는 전신 마취를 하고 시행한다. 국소 절제술로 잘라 낸 혹은 조직 검사를 통해 단순 유두종인지 아니면 암인지 확인한다. 만일 관내 유두종이라면 더 이상의 치료는 필요하지 않다.

Step by step
유두에서 분비물이 생겼을 때

1 단계
생리적 유두 분비와 병적 유두 분비를 구별한다.

2 단계
생리적 유두 분비라면 시간을 두고 지켜본다.

3 단계
병적 유두 분비가 의심되면 병원을 찾는다.

4 단계
유방 촬영술, 유선관 조영술, 유선관 내시경 등의 검사를 한다.

5 단계
검사 상에서 이상 소견이 발견되면 조직 검사를 시행한다.

6 단계
조직 검사 결과에 따라 치료한다.

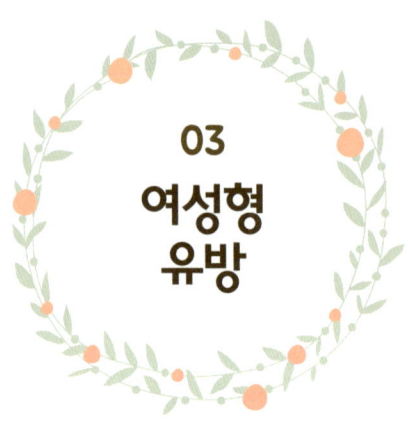

03 여성형 유방

🎗 진료실 이야기

50세 남성이 고민 끝에 유방 클리닉을 찾았다. 남성은 평소 속이 쓰린 증상으로 제산제를 먹는 것 말고는 특별한 문제없이 건강하게 지내고 있었다. 남성은 3개월 전 목욕을 하던 중에 우연히 가슴 부분이 부풀어 오른 것을 발견했지만 나이가 들면서 살이 쪄서 그렇다고 생각해 대수롭지 않게 넘어갔다. 하지만 시간이 지날수록 가슴은 조금씩 커져 갔으며 젖꼭지 주위로 뻗쳐 나가는 듯한 통증까지 동반되었다.

남성은 TV에서 남성도 유방암에 걸릴 수 있다는 이야기를 듣고 혹시 암은 아닐까 하는 걱정을 했고, 남성으로써 유방 클리닉을 찾는 일이 쉽지 않았지만 용기 내어 병원을 찾았다.

남성은 최근 들어 걱정이 늘어서 그런지 부부 생활도 소홀해졌다며 유방암 정밀 검사를 해 달라고 부탁했다. 이 남성에게는 어떤 검사가 필요할까?

남성에게 젖꼭지는
왜 있는 걸까?

　남성에게는 왜 젖꼭지가 있는 것일까? 남성은 수유를 하는 것도 아니고, 여성처럼 돌출된 아름다운 유방을 가지고 있는 것도 아니기 때문에 굳이 젖꼭지가 필요하지 않을 것 같다.
남성의 젖꼭지는 수정란이 엄마 뱃속에서 성장해 사람으로 발달하는 과정에서 남아 있는 흔적이다. 남성과 여성은 배아 과정에서 똑같은 본틀을 가지고 시작한다. 같은 본틀에서 발생하는 과정에서 XX 염색체인 여성은 그대로 쭉 발달을 해 나가지만 XY 염색체인 남성은 Y 염색체가 활동을 시작하면서 본틀에 변형이 일어나 남성의 모습으로 변하게 된다. 젖꼭지는 말하자면 남성과 여성의 분화가 이루어지기기 전에 이미 존재하고 있던 기관으로 남성에게 없어지지 않고 남아 있는 것이라고 보면 된다.
한마디로 남성의 젖꼭지는 가슴속에 있는 심장과 폐를 감싸는 허술한 보호막 역할을 해 주는 것 말고는 기능적으로 특별하게 존재할 이유는 없다. 그러나 달리 생각해 보면 썰렁하게 맨살만 있는 것보다는 양쪽에 젖꼭지가 하나씩 있는 것이 미적으로도 더 균형 잡힌 모습이 아닐까 싶긴 하다.

가슴 달린 남자?

문제는 젖꼭지만 있는 것이 아니라 남성에게도 유방이 생길 수 있다는 것이다. 남성에게서도 유선 조직의 증식이 일어나면서 여성과 같이 돌출된 형태의 유방이 나타날 수 있는데 이를 여성형 유방증이라고 한다. 남성에게 가슴이 나온다고 하면 놀라서 기겁할 수 있겠지만 실제로는 흔한 질환이며 대부분의 경우 일시적으로 생겼다가 없어지기 때문에 무조건 겁먹을 필요는 없다.

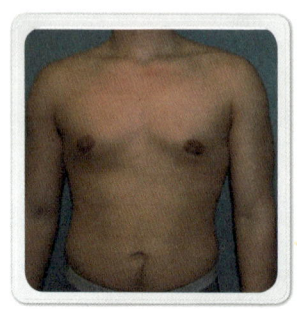
여성형 유방증

여성형 유방은
호르몬 싸움의 결과

여성 호르몬인 에스트로겐이 유방의 성숙과 증식을 일으킨다면 남성 호르몬은 이러한 에스트로겐을 억제하는 역할을 한다. 정상적인 남성에게도 에스트로겐이 분비되는데 몸 안에 에스트로겐이 있어도 유방이 발달하지 않는 이유는 바로 남성 호르몬인 안드로겐이 에스트로겐의 역할을 막고 있기 때문이다.
하지만 어떤 이유에서든지 몸 안에서 에스트로겐이 남성 호르몬을 능가하게 되면 문제가 생긴다. 즉 에스트로겐이 비정상적으로 많이 생산되거나 반대로 남성 호르몬이 제대로 만들어지지 못하면 남성에게서 여성형 유방이 생기게 된다.

이러한 불균형이 생길 수 있는 원인은 매우 다양하다. 몸 안에 에스트로겐을 분비하는 종양이 생기는 경우, 에스트로겐 효과를 나타내는 약물을 복용한 경우 등에는 에스트로겐이 안드로겐을 능가하게 된다. 반대로 남성 호르몬 생성에 장애가 있거나 선천성 무고환증의 경우 등에는 안드로겐이 제대로 몸 안에서 기를 펴지 못한다.

남성의 일생에서 일시적으로 여성 호르몬이 남성 호르몬을 이기는 시기가 있는데 바로 영아기와 사춘기, 노년기이다. 이 시기는 여성형 유방이 잘 생기는 시기로 특별한 병적인 원인이 없어도 여성형 유방이 일시적으로 나타날 수 있다.

우리 아기에게 가슴이 생겼어요

영아 남아의 경우 60~90%에서 여성형 유방증이 발생한다. 실제로 여성형 유방을 경험하는 경우가 그렇지 않은 경우보다 오히려 더 많다. 영아기에 여성형 유방이 생기는 이유는 아기가 엄마 뱃속에 있는 동안 엄마의 몸에서 분비되는 에스트로겐이 태반을 통해 태아에게 전해지기 때문이다. 에스트로겐이 태아의 유방을 자극해 남자 아기의 가슴이 마치 엄마의 가슴처럼 봉긋해진다.

이러한 변화는 아기가 태어나 태반을 통한 엄마와의 연결이 끊기면서 사라지는데, 일반적으로 출생 후 2~3주 이내에 유방 조직이 퇴화돼 원래대로 돌아가게 된다.

사춘기는 호르몬이 왕성한 시기

사춘기 남아에게 생기는 여성형 유방증 역시 매우 흔하다. 주로 10~12세에 시작되어 13~14세에 최대 빈도를 나타내는데, 사춘기 남아의 약 30~60%에서 여성형 유방이 나타나기 때문에 드문 증상이 아니다.

사춘기 때 여성형 유방이 나타나는 이유 역시 호르몬의 영향이다. 사춘기에 접어들면 여성은 여성 호르몬만, 남성은 남성 호르몬만 분비될 것으로 생각하지만 사실은 그렇지 않다. 남녀 모두 남성, 여성 호르몬의 분비가 모두 증가하는데 단지 여성에게는 여성 호르몬이, 남성에게는 남성 호르몬이 더 많이 분비되기 때문에 남성은 남성답게 여성은 여성답게 성장할 수 있는 것이다.

하지만 성 호르몬이 왕성하게 분비되는 사춘기 초기에는 이 호르몬 사이에 불균형이 생길 수 있다. 남성의 고환에서 만들어지는 남성 호르몬보다 오히려 여성 호르몬의 분비가 일시적으로 더 많아질 수 있는데 이때 여성형 유방이 생길 수 있다.

사춘기 시절의 여성형 유방은 대부분 일시적인 호르몬의 불균형으로 나타나는 증상이기 때문에 시간이 지나면 좋아지는 경우가 많다. 그렇기 때문에 20세가 지나서도 여성형 유방이 지속되거나 환자가 지나치게 정신적 스트레스를 받지 않는 한 특별한 치료를 할 필요가 없다.

나이가 들면 점점 여성스럽게 변한다

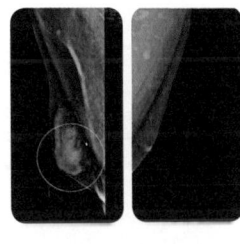

왼쪽 유방에서만 발견된 유선 조직

남편이 쉰을 넘더니 점점 눈물이 많아지고 여성스럽게 변한다고 이야기하는 아내가 많다. 설상가상으로 남편의 가슴까지 여자처럼 나오면 이러다 남편이 여자가 되는 것은 아닐까 걱정하게 된다.

그러나 이것 역시 호르몬의 영향이다. 여성형 유방은 50~70세 남성의 32~65%에서 발생하는 흔한 증상이다. 나이가 들면 근육 양은 줄고 몸에 지방 함량이 늘어나게 되는데 바로 이 지방에서 만들어지는 호르몬이 에스트로겐이다. 이렇게 노인이 될수록 지방에서 분비되는 에스트로겐의 양이 늘어나는 반면, 고환에서 생성되는 남성 호르몬의 양은 점점 줄어들게 된다. 그러다 여성 호르몬이 남성 호르몬의 영향력을 능가하게 되면 여성형 유방이 생기게 된다.

약 먹을 때도 주의하자

여성형 유방증이라고 진단이 내려졌다면 현재 먹고 있는 약들의 종류를 확인해야 한다. 약물은 여성형 유방을 생기게 하는 원인의 10~20%를 차지하기 때문에 갑자기 남성의 가슴이 커졌다면 먼저 먹고 있는 약부터 꼼꼼히 확인해 볼 필요가 있다.

약물은 본래 자신들의 역할과는 별개로 호르몬에 영향을 미칠 수 있다. 심지어 흔히 먹는 소화제나 제산제 역시 여성형 유방을 일으킬 수 있다. 만일 환자가 먹고 있는 약 중 여성형 유방증을 일으키는 약물이 있다면 먼저 그 약을 끊고 기다려 본다. 만일 약에 의해 생긴 여성형 유방이라면 한 달 안에 유방의 크기가 감소하게 된다.

*여성형 유방증을 일으킬 수 있는 약제

남성 호르몬의 효과를 억제하는 약물
제산제, 페니실라민, 항불안제, 항진균제, 이뇨제, 항간질제

에스트로겐 효과를 일으키는 약물
스테로이드 제제, 여성 호르몬 제제, 경구 피임약, 헤로인, 타목시펜, 마리화나

기타 약물
항결핵제, 심혈관제, 이뇨제, 정신 치료 약제

살이 쪄도 여성형 유방처럼 보일 수 있다

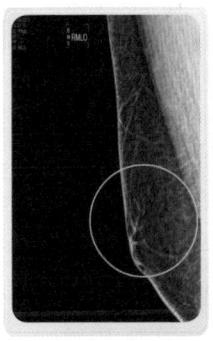

지방 조직의 증가로 인한 가성 여성형 유방증

살이 찌면 유방에 유선 조직은 그대로 있으면서 지방만 많이 증가해서 마치 여성형 유방처럼 보일 수 있다. 이런 경우는 유방에 지방만 증가했지 유방 조직은 그대로이기 때문에 가성 여성형 유방증이라고 부른다. 가성 여성형 유방증은 운동과 식이요법을 통해 체지방을 빼면 저절로 좋아지는데 심한 경우에는 지방 흡입이 도움이 될 수도 있다.

병이 있을 수 있음을 꼭 기억하자

자연적인 현상으로 여성형 유방이 나타날 수 있다고 해서 무조건 안심할 일은 아니다. 다양한 질환이 여성형 유방과 동반될 수 있기 때문에 생리적인 경우와 병적인 경우를 구분해야 한다.
여성형 유방의 약 25%는 사춘기 여성형 유방증이며, 10~20%는 약물에 의한 경우, 25%는 원인을 찾지 못하는 경우이다. 나머지 30%가 문제인데 바로 병적인 여성형 유방증이다. 다양한 질병에서 여성형 유방이 동반될 수 있는데 그중 가장 흔한 질병으로 간경화, 생식선 저하증, 고환 종양, 갑상선 기능 항진증, 만성 신부전증을 들 수 있다. 이런 질병들은 반드시 제대로 진단하여 치료를 해야 하기 때문에 원인을 찾기 위한 다양한 검사를 할 수 있다.

질문: 여성형 유방과 관련된 질환은 어떤 것이 있나요?

고환 종양, 부신 종양, 폐암, 췌장암, 위암, 신장암, 간암, 뇌하수체 종양, 대사성 질환, 간경화증, 신부전증, 혈액 투석 후, 갑상선 기능 항진증, 생식선 저하증, 고환 저류, 외상, 바이러스 감염, 염색체 이상, 선천성 남성 호르몬 부족증 등 다양한 질환에서 여성형 유방이 동반될 수 있습니다.

혹시 유방암 아닌가요?

여성형 유방증이 생겨 진료실에 내원하는 남성들이 가장 걱정하는 것 중의 한 가지가 유방암이다. 남성에게도 유방암이 생길 수 있는 것은 사실이다. 하지만 여성형 유방증과 남성 유방암은 몇 가지 차이점이 있다. 먼저 여성형 유방의 경우 보통 양쪽 가슴이 모두 커지고, 통증이 생기더라도 양쪽에서 모두 생기는 것과 다르게 남성형 유방암의 경우 주로 한쪽에서 먼저 발생한다.

또 여성형 유방증이 주로 유두의 아래쪽이나 유방 가운데가 부풀어 오르는 것과 다르게 유방암의 경우 대부분 유륜 바깥쪽이 부풀어 오르면서 덩어리가 만져진다. 만일 유두 함몰이나, 유두 분비, 림프절 비대 소견이 있다면 여성형 유방증보다는 유방암을 더 의심해야 한다. 많은 경우 진찰만으로 유방암과 여성형 유방증을 구별할 수 있지만 만일 둘 사이의 감별이 어렵다면 여성과 마찬가지로 유방 촬영, 유방 초음파, 조직 검사 등을 시행해야 한다.

여성형 유방증 어떻게 치료해야 할까?

여성형 유방증의 치료에서 가장 중요한 것은 원인을 찾는 일이다. 약물 복용이나 간경화 등과 같이 원인이 뚜렷한 경우에는 약 복용을 중단하거나 질환을 치료하는 것만으로 충분히다.
하지만 여성형 유방증 환자에서 모두 원인을 찾아내기는 힘들다. 실제로 특별한 원인을 찾지 못하는 경우가 여성형 유방의 25%나 된다.

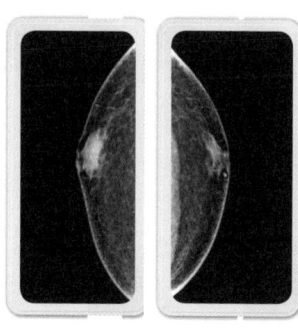

약물 치료 전 유방 사진

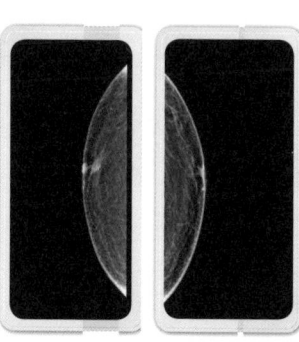

약물 치료 후 유방 사진

원인이 뚜렷하지 않은 여성형 유방증 중에서도 심한 통증이나 당혹감을 느끼는 경우라면 치료를 할 필요가 있다. 치료 약물로는 남성 호르몬인 안드로겐 제제나 항에스트로겐 등과 같은 호르몬 제제가 있다. 그런데 이러한 호르몬 제제는 오심, 부종, 체중 증가 등 다양한 부작용이 나타날 수 있다는 점을 유념해야 한다.

여성형 유방증은 많은 경우 자연 소실되기 때문에 약물 치료를 할 경우 의사와 환자가 충분히 상의한 후에 시행해야 한다. 만일 약물 치료만으로 효과가 없다면 심한 통증과 불편감을 호소하는 경우에 한해 외과 수술을 통한 유선 조직 제거술을 시행할 수 있다.

Step by **step**
여성형 유방증

1 단계
남성의 가슴이 갑자기 커졌다면?

- 살이 찐 것은 아닌지 가성 여성형 유방증과 감별한다.
- 먹고 있는 약들을 확인한다. 여성형 유방증을 유발하는 약이 들어 있다면 의사와 상담한 후 한 달 동안 끊어 본다.

2 단계
변화가 없다면 원인을 찾기 위한 검사를 시행한다.

- 갑상선, 간, 신장 기능 검사
- 호르몬 수치 검사
- 흉부 X선, 고환 초음파, 두부 복부 CT, MRI(필요 시)

3 단계
검사로도 원인을 찾지 못했다면?

- 통증이 심하지 않다면 자연 소실되기를 기다려 본다.
- 심한 통증과 불편감이 있다면 호르몬 치료를 시작한다.

4 단계
호르몬 치료 후에도 효과가 없다면?

- 수술을 통한 제거를 고려한다.

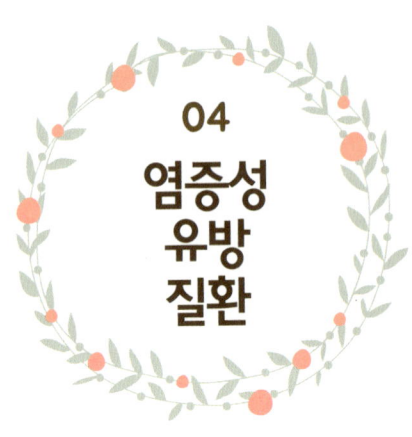

04
염증성 유방 질환

🎀 **진료실 이야기**

50세 여성이 유방이 붓고 빨개지는 증상으로 진료실에 방문했다. 여성은 1개월 전부터 왼쪽 가슴의 젖꼭지 주위가 붉게 변했는데 처음에는 벌레에 물렸나 했지만 붉은 기운이 점차 넓게 퍼지고 욱신욱신 아프면서 만지면 뜨끈뜨끈한 증상이 지속되었다. 여성은 혹시 유방에 고름이 생기는 것은 아닌지 걱정된다고 했다.

여성은 5년 전에 당뇨를 진단받고 당뇨약을 먹고 있었는데 최근 들어 당 조절이 잘 되지 않아 인슐린 치료를 시작할지 의사와 상의하는 중이라고 했다. 과연 여성의 유방에는 염증이 생긴 것일까? 그렇다면 어떤 치료가 필요할까?

유방에도 염증이 생긴다

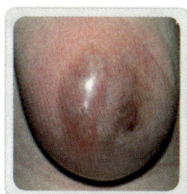

염증성 유방 질환에 의해 표면이 붉게 변하고 부어 오른 모습

피부에 염증이 생기면 붓고 빨개지고 심하면 그 부분에 뜨끈뜨끈한 열감까지 생긴다. 유방에 염증이 생겨도 마찬가지이다. 유방 주위의 피부가 붉게 변하면서 붓고 열감이 생기며 통증이 생긴다. 젖꼭지와 유선관이 외부 환경과 유방을 연결시키는 통로 역할을 하기 때문에 유방은 세균에 쉽게 노출되어 염증이 잘 생긴다.

유방 염증은 언제 잘 생길까?

유방 염증은 신생아부터 할머니까지 누구에게나 생길 수 있지만 18~50세의 여성에게 가장 흔히 생긴다. 특히 유방 염증이 많이 생기는 시기는 아기에게 젖을 먹이는 수유기이다. 그렇기 때문에 유방염은 크게 수유기에 생기는 수유기 유방염과 수유하지 않는 여성에게 생기는 비수유기 유방염으로 나뉜다. (모유 수유 편 참조)

비수유기 유방염

유륜 주위 염증

왜 생길까? 유륜 주위 염증은 말 그대로 유륜 주위로 염증이 파급되는 병으로 평균 30대 초반의 젊은 여성에게 주로 발생하는 질환이다.

유륜 주위 염증은 주로 유선관이 늘어나는 유선관 확장증과 동반되어 나타나는데 유선관이 늘어나면서 균이 쉽게 들어와 염증이 생기는 것인지 아니면 염증이 생기면서 유선관이 늘어나는 것인지 선후 관계는 아직 확실치 않다.

하지만 일반적으로 흡연이나 여성 호르몬 등의 영향으로 유선관이 늘어나면서 세균의 침투와 증식이 쉬워지고 이로 인해 유선관 주위에 염증이 생기면서 유방염이 생기는 것으로 생각된다.

의심되는 증상은? 유륜 주위에 염증이 생기면 유방이 부으면서 혹처럼 만져지거나 유방 주위의 피부가 붉게 변하고 통증이 생기는 등 전형적인 염증 증상이 생긴다. 또 젖꼭지에서 치약 같은 분비물이 나올 수도 있다.

어떻게 치료할까? 유륜 주위 염증은 항생제 치료를 1~2주 동안 받으면 쉽게 치유되는데 만일 항생제 치료에 반응이 없으면 초음파 검사나 세침 흡인 검사를 통해 농양이 생기지 않았는지 확인해야 한다. 만일 농양이 생겼다면 항생제 치료만으로는 완치하기 어렵고 국소 마취를 해 고름을 빼내는 시술을 받아야 한다. 35세 이상 여성에게 발생한 유륜 주위 염증의 경우에는 매우 드물게 상피내암의 발생과 관련이 있기 때문에 치료를 마친 후에도 정기적인 유방암 검진을 반드시 받아야 한다.

유륜하 농양

왜 생길까? 유선관이 늘어나는 유선관 확장증이 있는 여성에게 유륜 주위 염증이 지속되면 유두와 유선관을 구성하는 세포가 딱딱해지는 각질화가 일어난다. 유선관 세포는 유두로부터 들어오는 균이 안으로 들어오지 못하게 하는 장벽 역할을 해야 하는데 각질화된 세포는 그 역할을 제대로 수행하지 못하게 된다. 결국 유두에서 침입되는 균이 쉽게 들어오게 되면서 유륜 아래쪽으로 농양이 생겨 유륜하 농양으로 발전하게 된다. 특히 유두가 함몰된 여성에게 이 유륜하 농양이 잘 발생한다.

의심되는 증상은? 유륜하 농양이 생기면 젖꼭지를 둘러싸고 있는 유륜 아래쪽으로 고름 덩어리가 생기고 심한 통증과 압통, 발적이 생긴다.

재발이 잘 된다는데? 일반적으로 유륜하 농양이 진단되면 고름 주머니를 주사기로 빼내 항생제 치료를 하는데 약 40~80%에서 재발하는 특징이 있다. 이유는 항생제나 배농 등으로 일시적인 염증이 호전되어도 약해진 유두와 유선관의 장벽은 어쩔 수 없기 때문이다. 그래서 반복적으로 유륜하 농양이 생길 경우에는 농양을 제거하는 배농술과 함께 유두와 농양이 연결된 각질화된 유선을 절제하기도 한다.

주변부 유방염 및 농양

왜 생길까? 주변부 유방염 및 유방 농양은 비교적 드문 질환이다. 주변부 유방염은 대부분 당뇨, 류마토이드 관절염 등 기저 질환이 있거나 유방 주위에 상처가 생긴 여성에게서 유방 주변부로 균이 침투하면서 잘 생기는 것으로 알려져 있다.

의심되는 증상은? 주변부 유방염이 생기면 다른 염증성 유방 질환과 마찬가지로 유방 주위의 피부가 붉어지고 열감이 느껴진다. 또 염증이 심해져 농양이 발생하면 고름집이 생긴 부위를 덮는 피부가 얇아지면서 윤기가 흐르는 것처럼 반짝거릴 수도 있다. 주변부 유방염의 경우에는 열이 나거나 몸살기가 동반되지는 않는다.

어떻게 치료할까? 주변부 유방염 역시 항생제 치료 및 농양의 배농 치료가 기본이다. 고혈당은 세균이 좋아하는 영양분이기 때문에 당뇨가 있는 여성의 경우 혈당 조절이 잘 되지 않으면 재발할 수 있다. 그렇기 때문에 철저한 혈당 조절이 항생제 치료만큼이나 중요하다.

육아종성 유방염

왜 생길까? 육아종성 유방염은 어려운 이름만큼이나 진단과 치료가 까다로운 질환이다. 간단히 말해 젖을 만드는 단위 중의 하나인 유엽에 단단한 덩어리인 육아종(육아 조직을 형성하는 염증성 종양, 결핵에 의한 염증에서 흔히 볼 수 있다.)과 미세 농양이 생기는 질환이라고 할 수 있다. 육아종성 유방염은 젊은 여성 특히 임신 후 5년 이내에 흔히 발생하는데 동양인에게 흔하게 생긴다. 원인은 명확하지 않으나 세균과 관련이 있다고 알려져 있다.

유방암과 구분하기 육아종은 마치 단단한 혹처럼 만져져 유방암과 감별이 힘들 수 있는데 두 질환을 구분하기 위해 보통 침생검 조직 검사를 한다.

어떻게 치료할까? 육아종성 농양은 치료가 까다롭고 재발이 잘 된다. 보통 다른 유방 농양은 농양 부위를 절제하는 방법을 통해 쉽게 완치하는 것과 달리 육아종성 농양은 특징적으로 여러 군데에 다발성 농양이 발생하기 때문에 수술로 농양 부위를 완전하게 절제하기 어려운 경우가 많다. 이런 경우 항결핵약이나 스테로이드, 항암제인 메토트렉세이트 등의 다양한 약제가 사용될 수 있다.

질문: 염증이 암으로 변할 수도 있나요?

유방에 염증이 있다고 암이 생기지는 않습니다. 염증성 유방암이라는 명칭이 있는 것은 사실입니다. 하지만 이는 염증이 진행되어서 암이 생긴 경우가 아니라 마치 염증이 생겼을 때처럼 유방이 붓고 빨개지고 열감이 생기는 증상이 있는 암을 부르는 명칭입니다. 드물게 유방암 환자에서 2차적으로 세균 감염이 생기면서 염증이 생기는 경우도 있습니다. 암세포 중에 혈액 공급을 받지 못해 죽은 세포들이 모여 괴사된 조직이 생길 수 있는데 괴사된 조직에서는 세균 감염이 쉽게 생깁니다. 이런 경우에는 유방암이 아니라 유방 염처럼 보일 수 있습니다. 이럴 때 유방암을 유방 염증으로 착각하여 진단과 치료가 늦어질 수 있습니다. 그렇기 때문에 만일 항생제 치료를 해도 염증이 계속 가라앉지 않는다면 반드시 유방암을 의심해 볼 필요가 있습니다.

유방 결핵

유방에도 결핵이 생긴다고 하면 의아할 수 있겠지만 유방에도 결핵이 생긴다. 1차적으로 유방에만 결핵이 생기는 경우는 드물고 대부분 겨드랑이나 종격, 경부 림프절이나 갈비뼈를 통해 결핵균이 들어와 유방 결핵이 생긴다.

우리나라는 서구에 비해 결핵 환자가 많은 편인데 유방 결핵 역시 전체 결핵의 0.5%라는 무시할 수 없는 발생 빈도를 가진다. 유방 결핵은 주로 가임기 여성에게 생기는데 2차 세균 감염으로 인해 고름이 쉽게 생긴다. 그렇기 때문에 유방 농양 환자에게 결핵이 의심된다면 항산성 염색이나 균 배양 검사, 병리 조직 검사 등의 결핵 검사를 시행해야 하며 유방 결핵이 진단되면 항결핵제 치료를 하고 고름은 국소 절개술로 빼내야 한다.

Step by step
염증성 유방 질환

1 단계
유방이 붉고 붓고 열감이 있다면 병원을 찾는다.

2 단계
의사의 진찰 후 염증이 심하지 않다고 판단되면 항생제 치료를 시작한다.

3 단계
염증 소견이 심하고 기간이 오래되어 농양이 의심된다면 국소 마취를 하여 농양을 빼내는 시술을 한 후 항생제 치료를 같이 한다.

4 단계
항생제 치료를 1~2주 이상 충분히 했는데도 증상이 좋아지지 않는다면 염증성 유방암을 의심해 볼 수 있으므로 유방암 검사를 시행한다.

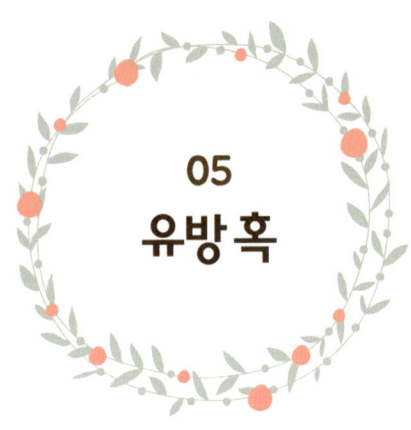

05
유방 혹

진료실 이야기

27세 여성이 가슴에 혹이 생겼다며 진료실을 찾았다. 여성은 평소 유방 자가 검진을 해 본 적은 없었지만 우연히 목욕을 하던 중 오른쪽 가슴 젖꼭지 아래에 1~2cm 정도의 덩어리가 생긴 것을 발견했다. 덩어리는 눌러도 아프지는 않았으며 단단하고 만지면 손에 잘 잡혔다. 덩어리는 생리 중에는 조금 더 커지는 것 같았는데 생리가 끝나면 줄어들기는 했지만 완전히 없어지지는 않았다.

여성은 이 덩어리가 암인지 아닌지 확인하고 싶지만, 가슴에 흉터가 남는 것은 싫기 때문에 조직 검사는 하고 싶지 않다고 했다. 어떻게 하면 여성에게 생긴 덩어리의 정체를 알 수 있을까?

유방에 생긴 혹은 암일까?

여성의 유방에는 통증, 부종, 혈성 분비 등 많은 증상이 나타날 수 있는데 그중 여성들이 가장 두려워하는 것은 바로 혹이다. 여성들은 유방에서 혹이 만져지는 순간 암을 떠올리며 공포심에 사로잡힌다. 그러나 유방에서 만져지는 혹이 암일 가능성은 20% 정도이다.

진짜 유방 혹과 가짜 유방 혹

유방에서 비정상적인 조직이 만져진다고 해서 모두 혹은 아니다. 여성이 월경을 하는 시기에는 유방 조직이 단단하게 뭉치는 현상이 나타나는데 이것이 혹으로 오인될 수 있다. 또한 갈비뼈 부위의 정상적인 구조물이 마치 혹처럼 만져질 수도 있다. 그렇기 때문에 유방에서 무언가가 만져졌을 때 이것이 진짜 혹인지 일시적인 증상은 아닌지 구분해야 한다. 진짜 혹인 비정상 유방 덩어리는 보통 한쪽 유방에서 만져지며 월경 주기와 상관없이 같은 부위에서 나타난다. 이런 혹이 만져진다면 반드시 병원에 가서 진찰을 받고 검사를 받아 보아야 한다.

가짜 혹의 정체

평소 유방을 만지면 유방 안에 알이 배긴 것처럼 무언가 뭉쳐 있다고 말하는 여성들이 있다. 대부분의 경우는 유선 조직이 서로 뭉친 것인데 보통 생리가 시작될 때 덩어리가 더 커지고 생리가 끝나면 덩어리가 작아진다. 이러한 덩어리를 섬유 낭성 변화라고 한다. 이는 정상적인 여성에게서도 호르몬의 변화를 받아 생길 수 있는 생리적인 현상이다.

섬유 낭성 변화는 그대로 둔다고 암이 생기는 것은 아니나 가끔은 진찰만으로 섬유 낭성 변화와 암을 구분하기 힘든 경우가 있고, 섬유 낭성 변화가 있는 여성에게서 혹이 새로 생겼을 때 대수롭지 않게 여겼다가 유방암을 놓치는 경우도 있다. 그렇기 때문에 유방에 자꾸 무언가 만져진다면 혼자 판단하지 말고 우선 의사의 진찰을 받아 보는 것이 좋다.

물렁물렁한 혹, 유방 낭종

유방 낭종이란 말 그대로 유방 안에 생긴 물주머니이다. 유방 낭종은 30대부터 폐경 후까지 흔하게 나타나는 질병인데 손으로 만져지지 않을 정도로 아주 작은 크기에서부터 20~30cc 정도의 커다란 주머니까지 그 크기가 매우 다양하다. 유방 낭종은 만졌을 때 그 경계가 명확하고 손놀림에 따

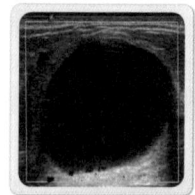

유방 초음파에서 관찰되는 유방 낭종의 모습

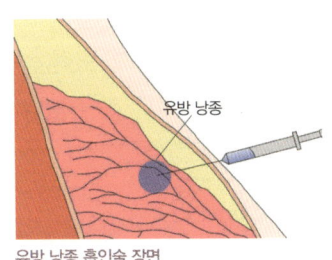
유방 낭종 흡인술 장면

라 잘 움직이며 촉감이 부드럽다. 하지만 전문가라고 할지라도 덩어리를 만져 보는 것만으로 낭종인지 아닌지를 구분하기란 쉽지 않다.

이런 이유로 흔하게 사용하는 방법이 유방 종괴의 흡인이다. 주사 바늘을 찔러 덩어리 안에 있는 물을 빼내는 것인데 국소 마취도 필요 없는 간단한 시술이다. 덩어리를 만져 낭종이 의심되면 덩어리가 만져지는 부위에 주사기를 찔러 5~10cc 정도의 액체를 빼낸다. 이때 액체가 맑은 노란색이나 갈색이라면 전형적인 유방 낭종에서 볼 수 있는 소견이다.

주사기로 물을 빼내는 것 자체가 진단 겸 치료로 볼 수 있으며, 80% 정도에서는 한 번 흡인해 주는 것만으로도 재발 없이 치료가 가능하다. 물을 빼 준 후에는 약 한 달 후 다시 한 번 진찰을 통해 덩어리가 일부 남아 있거나 다시 새로운 덩어리가 생기지는 않았는지 유방 초음파 등의 검사를 통해 확인한다.

물주머니에서 피가 나왔다?

만일 흡인한 액체에서 피가 섞여 나왔다면 이야기는 좀 더 복잡해진다. 드물지만 낭종 내암종이라고 하는 물주머니를 포함하는 유방암에서 혈성 액체가 나타날 수 있다. 이럴 경우에는 빨아들인 액체를 검사실에 보내 액체 속에 혹시 암세포가 있지 않은지 검사를 하게 된다. 낭종 내 암종이라는 것은 물주머니 속에 단단한 덩어리가 들어 있는 암이기 때문에 유방 초음파를 추가로 시행해 물주머니 안에 혹시 고형의 덩어리가 없는지 확인한다.

유방암 검사 3종 세트

40세 이하 여성의 유방에서 만져지는 단단한 혹은 대부분 양성 질환이다. 하지만 우리나라의 경우는 젊은 여성에게서 유방암이 발생하는 비율이 높기 때문에 통증이 동반되지 않는 단단한 혹은 반드시 암이 아닌지 확인할 필요가 있다.

단단한 혹이 만져질 경우 시행하는 검사는 유방 진찰, 영상 검사, 조직 검사까지 크게 세 가지이다. 먼저 의사가 꼼꼼히 환자의 증상을 듣고 유방의 혹을 만져 암이 의심되는지 아닌지 감을 잡은 후 유방 촬영과 유방 초음파와 같은 영상 검사를 통해 암이 의심되는 소견이 보이는지 아닌지 확인한다. 만일 영상 검사 상에서 전형적인 양성 유방 종괴의 모습이 나타난다면 더 이상의 검사는 필요하지 않다. 그런 경우가 아니라면 사진 상에서 덩어리가 보이는 부분에 가는 바늘 혹은 큰 바늘을 찔러 넣어 조직 검사를 시행한다.

유방 진찰, 꼭 해야 하나요?

요즘은 영상 검사나 조직 검사에 의존하는 빈도가 높기 때문에 유방 진찰은 크게 중요하지 않다고 생각하기 쉽다. 그냥 초음파 검사만 하면 될 것을 귀찮게 의사가 이것저것에 대해 묻고 유방을 만져 본다고 생각하는 환자들도 있다. 하지만 유방암의 정확한 진단을 위해 가장 중요한 것은 꼼꼼한 진찰이다. 초음파 결과나 조직 검사 상에서 양성 소견이 나왔다고 하더라도 진찰 상에서 암이 의심된다면 반드시 혹을 잘라 내는 조직 생검을 시행해 덩어리의 정체를 밝혀 내야 할 정도로 유방 진찰은 검사의 핵심이라고 볼 수 있다.

양성 유방 혹 내버려 둬도 될까?

만일 진찰 상에서도 암이 크게 의심되지 않고 영상 검사와 조직 검사에서도 모두 양성 소견을 보인다면 방법은 두 가지이다. 만에 하나 있을 수 있는 유방암의 가능성을 생각해 덩어리를 제거하는 방법과 그대로 두고 관찰하는 방법이다. 덩어리를 잘라 내는 방법은 앞으로 그 덩어리에 대한 걱정을 덜 수 있다는 홀가분한 면이 있지만 흉터가 생길 수 있고 쓸데없는 비용을 들인다는 문제가 있다. 덩어리를 그대로 둔 채 정기적으로 검사를 하면서 추적 관찰을 할 수도 있는데 이 경우는 세 가지 검사를 다 한다고 하더라도 100% 정확한 진단은 불가능하다는 단점이 있다. 어떤 방법을 택할지는 의사와 환자가 상의하여 결정하는데 중요한 것은 유방 혹을 절제하지 않을 경우 조금이라도 혹이 자라거나 모양이 변하면 즉시 추가 검사를 받아야 한다는 사실이다.

섬유선종
양성 유방 혹의 대표 주자

우리나라에서 가장 흔한 유방 질환

대부분의 사람이 섬유선종이란 말을 들어 본 적이 있을 것이다. 또 유방 검사를 받아 본 여성이라면 섬유선종이 있다는 이야기를 들은 경우도 꽤 될 것이다. 이처럼 섬유선종은 우리나라에서 가장 흔한 유방 질환으로 20~30대 젊은 여성에게서 흔하게 생기지만 어느 나이에나 생길 수 있는 양성 유방 혹의 대표 주자라고 해도 과언이 아니다.

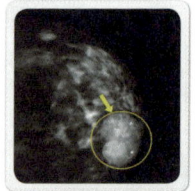

유방 촬영에서 관찰되는 섬유선종의 모습

섬유선종의 정체

섬유선종은 주로 한쪽 가슴에 단발성으로 나타나는 단단한 고무와 같은 덩어리이다. 눌러도 아프지 않고 경계가 명확하며 대부분 1~2cm 정도이지만 만져지지 않을 정도의 작은 크기부터 5cm 이상의 거대한 섬유선종도 있다. 우리

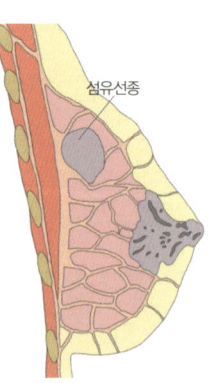

유방 내 발생한 섬유선종

나라 여성에게 가장 흔한 유방 질환임에도 불구하고 정확한 섬유선종의 정체는 아직까지 밝혀지지 않았다. 이전에는 섬유선종을 양성 종양으로 생각했지만 지금은 젖을 분비하는 기관인 유선관과 소엽이 과도하게 성장하면서 서로 합쳐지고 뭉쳐진 덩어리라고 생각한다. 섬유선종은 월경주기에 따라 크기가 변하며 임신 중이나 수유기에는 그 크기가 커진다. 또 폐경이 되면 정상 유방 조직과 함께 섬유선종도 쭈그러든다. 이런 점들은 섬유선종이 호르몬의 영향을 받는다는 사실을 보여 준다.

호르몬 약을 먹으면 섬유선종이 더 잘 생길까?

여성 호르몬인 에스트로겐은 섬유선종의 원인 중의 하나로 알려져 있다. 그렇기 때문에 여성 호르몬 분비가 활발한 젊은 나이에 주로 섬유선종이 잘 생기고 폐경이 되면 잘 생기지 않는다. 하지만 만일 폐경 후 호르몬 약을 먹게 되면 섬유선종이 생길 수 있다. 또 원래 가시고 있던 섬유선종이 호르몬제를 먹으면서 더 커질 수도 있다.

암으로 변하지는 않을까?

많은 여성이 섬유선종을 그대로 두면 암이 되지는 않을까 걱정한다. 섬유선종 자체가 암으로 변할 확률은 0.1% 이하이다. 하지만 드물게 섬유선종 안에 암이 숨어 있을 가능성이 있다.

그대로 두어도 되는 걸까?

섬유선종은 양성이므로 그대로 두어도 문제가 생기지 않는다. 진찰과 유방 촬영, 유방 초음파, 바늘로 조직을 흡인해 시행하는 세침 흡입 검사 등이 섬유선종의 진단에 도움이 된다. 하지만 문제는 혹을 잘라 내서 조직 검사를 해 보기 전에는 누구도 100% 확신할 수 없다는 사실이다. 또한 아무리 양성이라고 해도 가슴에 혹을 가지고 살아가는 것은 여간 찝찝한 일이 아니다. 또 섬유선종을 그대로 두고 본다면 정기적으로 병원에 가서 혹에 변화가 생기지 않았는지, 커지지는 않았는지 확인해야 하는데 이 역시 귀찮게 생각될 수 있다.

이러한 이유로 많은 경우 진단과 동시에 혹까지 제거해 버릴 수 있는 절제 생검 방법을 택하게 된다. 최근에는 흉터 없이 혹을 제거할 수 있는 진공 보조 생검 장치가 개발되어 섬유선종의 진단과 제거에 많이 이용되고 있다.

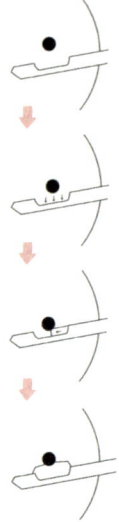

진공 보조 생검 장치를 이용하여 섬유선종을 제거하는 모습

재발하지는 않을까?

대부분 섬유선종은 한 번 잘라 내면 재발하지 않는다. 하지만 약 10% 정도에서는 다시 혹이 생길 수 있는데 이는 재발이라기보다는 새로운 섬유선종이 생긴 것으로 보면 된다.

하지만 섬유선종을 제거한 적이 있는 여성에게서 다시 혹이 생겼다고 무조건 다시 섬유선종이 생겼다고 확신할 수는 없다. 그러므로 새로운 덩어리가 생겼다면 무조건 다시 병원을 찾아 처음부터 검사해 보아야 한다는 사실을 기억하자.

Step by step
만져지는 유방 혹

1 단계
유방에 단단하거나 물렁 물렁한 혹이 만져진다.

- 생리 주기에 따른 혹의 크기를 관찰한다.
- 생리 때 커지는 혹이라면 주기적으로 관찰한다.
- 크기의 변화가 없다면 병원을 찾는다.
- 의사의 진찰을 받으며 혹의 크기, 양상을 관찰한다.

2 단계
물렁물렁한 혹이라면?

- 주사기로 흡인해 낭종인지 확인한다.

3 단계
단단한 혹이라면?

- 유방 촬영이나 초음파 검사, 조직 검사 등 필요한 검사를 시행한다.

4 단계
양성이 확실하다면?

- 주기적으로 검사를 받으며 지켜 보거나 제거한다.

5 단계
악성이 의심된다면?

- 반드시 조직 검사를 통해 암이 아닌지 확인한다.

식생활, 생활 방식 등이 서구화되면서
유방암 발생률이 빠른 속도로 증가하고 있다.
25명 중 한 명꼴로 발병하는 유방암은 과연 왜 생기는 것일까?
유방암이 걸리는 것을 막는 효과적인 예방법은 없을까?
지금부터 유방암에 대한 모든 것을 낱낱이 살펴보자.

PART 5

유방암

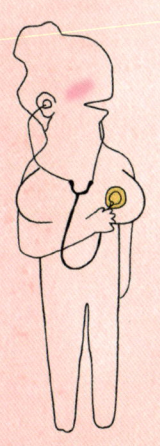

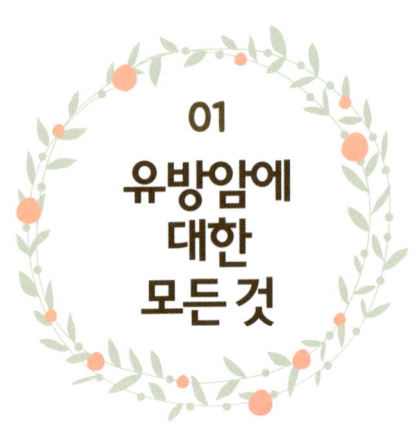

01 유방암에 대한 모든 것

선진국형 암
유방암

　유방암은 말 그대로 유방에 생긴 암을 말한다. 유방암은 전 세계 여성에게서 가장 흔한 암이고, 특히 미국, 유럽 같은 서구에서 더 흔하기 때문에 선진국형 암이라고도 부른다.

우리나라 역시 식생활, 생활 방식 등이 서구화되면서 여성들에게서 유방암 발생률이 빠른 속도로 증가하고 있다. 현재 유방암은 세계 여성암 발생률 1위를 차지할 만큼 높은 수치를 기록하고 있는데, 국내에서는 2001년에 여성암 발생률 1위로 등극했다가 현재는 갑상선 암에 이어 여성암 발생률 2위를 차지하고 있다.

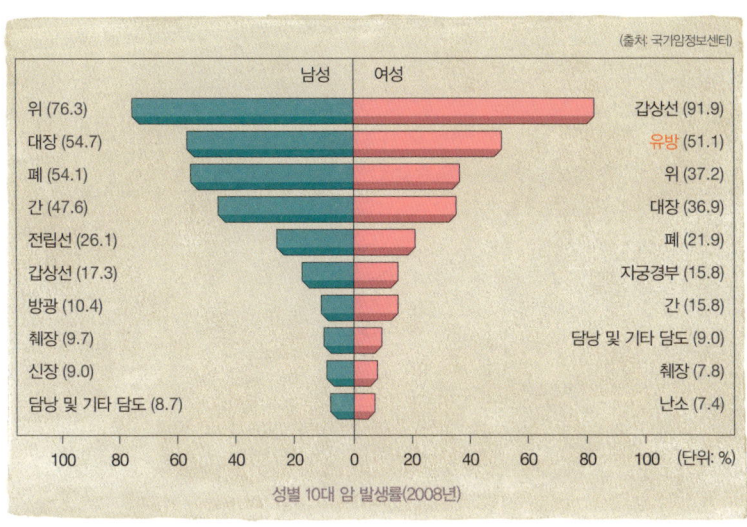

서양 유방암 vs 한국 유방암

우리나라 여성에게 생기는 유방암은 서구 여성의 유방암과는 특징이 약간 다르다. 서양에서는 50대 이후의 갱년기부터 유방암 발생이 증가하기 시작하지만 우리나라는 서양에 비해 좀 더 젊은 나이에 유방암이 생기는 경향이 있다.

우리나라의 경우 40대 여성에게 발병률이 가장 높고 50대, 30대 순으로 많이 발생한다. 특히 35세 미만의 아주 젊은 환자의 비율도 15%나 될 정도로 서양에 비해 젊은 연령층의 유방암 발병도가 높은 편이다.

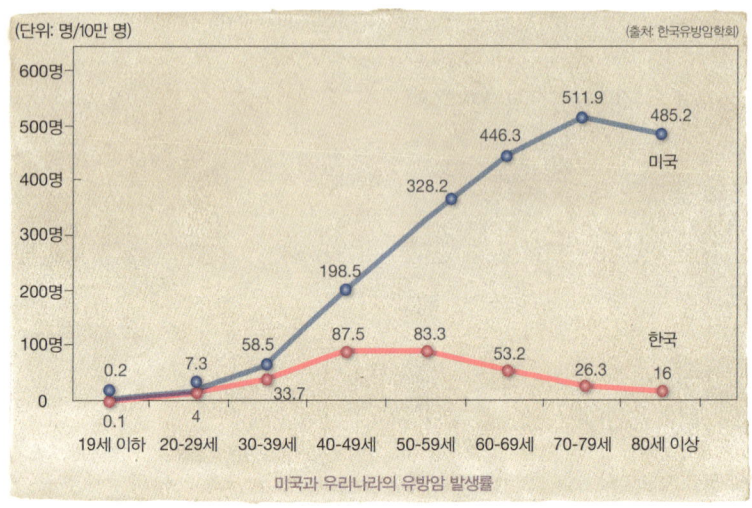

미국과 우리나라의 유방암 발생률

우리나라 젊은 여성은 왜 유방암이 잘 생길까?

　우리나라 유방암 발병률이 젊은 층에서 높게 나오는 것은 나이든 여성이 젊은 여성에 비해 모유 수유를 더 많이 했기 때문이라는 이야기도 있고, 젊은 여성의 유방암 검진율이 높기 때문에 발생률도 함께 올라간 것이라는 예측도 있다.
중요한 것은 젊은 나이에 유방암이 생기는 경우가 많기 때문에 그만큼 더 빠른 시기부터 유방암에 신경 써야 한다는 것이다.

유방암은 왜 생기는 것일까?

정상 세포가 암세포로 돌변할 때까지

암세포란 정상 세포가 돌연변이를 일으켜 죽지 않고 무한정으로 증식하는 괴물 세포로 변한 것을 말한다. 그 괴물 세포가 모인 것이 바로 암 덩어리이다. 하지만 정상 세포가 바로 암세포로 한 번에 변하는 것은 아니다. 정상 세포가 괴물 세포로 변하기까지는 여러 단계를 거쳐야 한다.

유방을 이루는 상피 세포가 어떤 이유에서든지 정상보다 빨리 분열하면 이를 상피 세포 증식증이라고 부른다. 여기서 돌연변이가 더 진행되어서 상피 세포가 분열하는 속도뿐 아니라 모양까지 이상하게 변하면 이것을 비정형 상피 증식증이라고 부른다. 여기까지는 암이 아닌데, 여기서 돌연변이가 더 진행돼 세포 모양이 더 이상해지고 분열하는 속도가 더 빨라지면 바로 암세포가 된다.

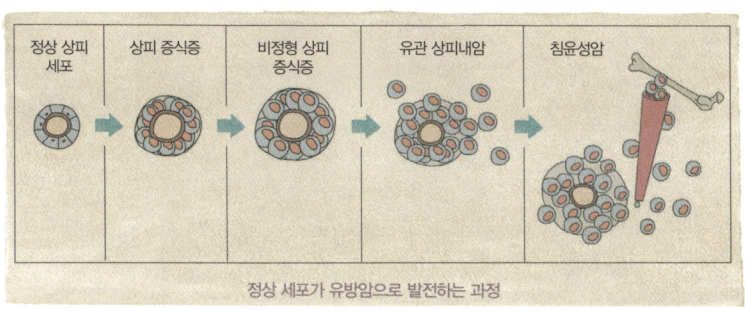

정상 세포가 유방암으로 발전하는 과정

암의 발생 과정

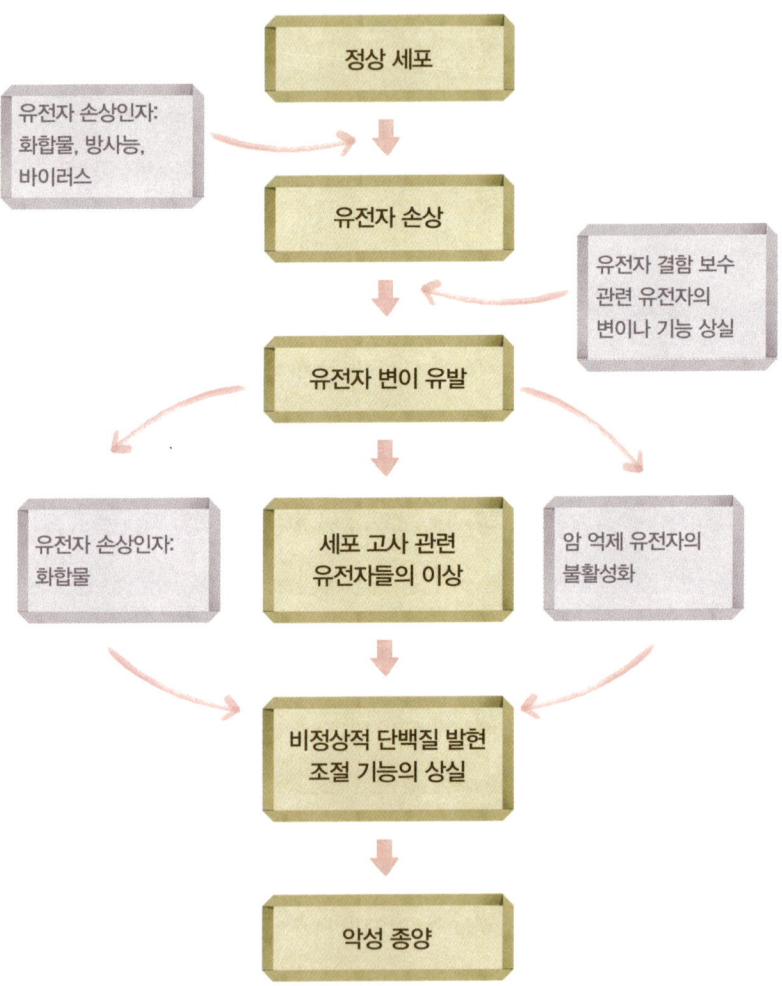

정상 세포와 암세포의 차이

정상 세포는 세포가 늘어나는 만큼 노화된 세포가 죽기 때문에 항상 일정한 숫자를 유지하지만 암세포는 분열하는 속도가 정상 세포보다 빨라 새로 생기는 세포가 죽은 세포의 숫자보다 훨씬 많다.

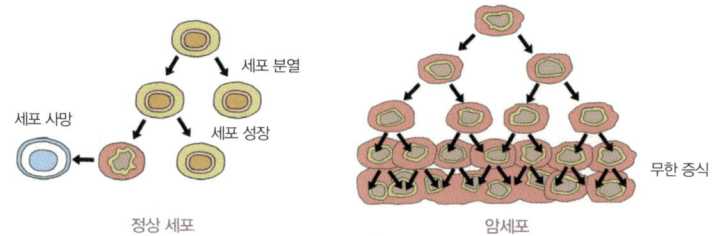

유방암의 이름

어디서 암이 생겼는가?

유방에서 주로 암세포가 생기는 장소는 크게 두 곳이다. 바로 젖을 만들어 저장하는 소엽과 젖이 이동하는 유선관이다. 어디서 암세포가 생겼느냐에 따라 이름이 다른데 소엽에 생겼으면 소엽암, 유선관에 생겼으면 유관암이라고 부른다.

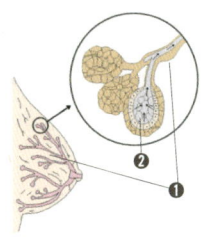

❶ 유선관(우유를 운반하는 관): 유관암 발생 부위
❷ 소엽(우유를 만드는 곳): 소엽암 발생 부위

상피내암 vs 침윤성암

정상 상피 세포가 암세포가 된 순간부터 유방암이라고 볼 수 있다. 하지만 암세포가 유방 안에서 얼마나 퍼졌느냐에 따라서 다시 나누어진다. 상피세포는 기저막이라는 울타리 같은 막에 쌓여 있는데 만일 암세포가 마구 분열하면서 이 울타리를 뛰어넘어 유방 조직까지 퍼져 나갔다면 침윤성 유방암이라고 부른다. 만일 암세포가 울타리 안에만 존재하고 유방 조직까지는 침범하지 않았다면 비침윤성 유방암(상피내암)이라고 부른다. 0기 유방암이란 바로 암세포가 기저막 안에만 존재하는 상태인 상피내암을 의미한다.

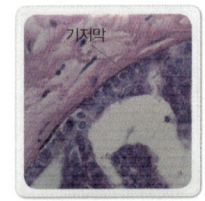
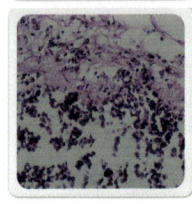

위: 상피내암(암세포가 기저막을 뚫고 나가지 못했다.), 아래: 침윤성암(암세포가 기저막을 뚫고 나갔다.)

이름 결정하기

상피내암인지 침윤성암인지, 소엽에서 생겼는지 유선관에서 생겼는지 확인이 되면 유방암의 이름이 결정된다. 유선관에 생긴 상피내암을 유관 상피내암, 소엽에 생긴 침윤성암을 침윤성 소엽암이라 부른다.

유방암의 종류

유관 상피내암

유관 상피내암은 유선관에 생기는 0기 유방암으로 암세포가 유선관 안에만 머물러 있고 기저막을 빠져 나가지는 않은 상태이다. 유관 상피내암은 유선관 안에만 얌전하게 암세포가 존재하기 때문에 혹이 만져지거나 유두에서 분비물이 나오는 등의 증상이 잘 나타나지 않는 편이다. 대신 특징적으로 유방 X선 촬영을 하면 암세포가 미세 석회화로 하얗게 잘 나타난다. 유관 상피내암을 포착해 내는 확률이 높아지면서 유관 상피내암의 발생률이 갈수록 증가하고 있는 추세이다.

유관 상피내암은 0기 유방암이라고 해도 무시할 수는 없는데 침윤성 유방암으로 발전할 가능성뿐 아니라 대부분 병변이 유방 안에서 여러 군데 퍼져 있는 경우가 많아 치료가 쉽지 않다. 이전에는 병의 뿌리를 뽑기 위해 유관 상피내암에서도 유방 전 절제술을 시행했다. 하지만 0기 유방암 치료치고 너무 가혹하다는 의견이 많아 현재는 유방 보존술 후 방사선 치료를 주로 시행한다.

0기 유방암인데도 수술과 방사선 치료까지 받아야 한다는 사실에 놀라고 속상해하는 여성도 많지만 꼭 기억해야 할 점은 유관 상피내암은 적절한 치료를 받으면 완치할 수 있다는 사실이다.

소엽 상피내암

소엽 상피내암은 소엽에 생기는 0기 유방암이다. 소엽 상피내암에 걸린 환자가 10년 이내에 1기 이상의 유방암이 될 확률은 약 30% 정도이다. 이는 반대로 70%는 특별한 이상이 없다는 말이다. 소엽 상피내암은 유방암으로 발전될 가능성이 낮기 때문에 진단이 되더라도 수술을 바로 하지는 않는다. 대신 소엽 상피내암이 진단되면 1년에 한 번씩 의사의 진찰과 유방 촬영을 하면서 암이 생기지 않는지 확인해야 한다.

침윤성 유관암

침윤성 유방암은 전체 유방암 중 80%에 해당하는 가장 흔한 종류의 암이다. 침윤성 유관암은 유선관에서 시작한 암세포가 관의 벽을 뚫고 유방 조직까지 침범한 상태이다.

침윤성 소엽암

침윤성 소엽암은 전체 유방암의 약 10% 정도를 차지하는 암으로 소엽에서 생긴 암세포가 유방 조직을 침범한 상태이다. 침윤성 유관암보다 유방 촬영상에서 발견되기가 더 힘들다.

특이한 유방암 살펴보기

염증성 유방암

이름만으로 보면 염증이 심해져서 생긴 유방암 같지만 염증성 유방암은 세균이나 바이러스와 같은 감염과는 아무런 상관이 없다. 염증성 유방암이 생기면 유방이 붓고, 빨개지고, 열이 나고, 아프기 때문에 마치 유방에 염증이 생겼을 때와 비슷한 증상이 나타난다. 이런 변화는 암세포가 피부의 림프관을 차단해서 생긴 것으로 알려져 있다.

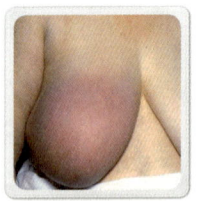

염증성 유방암은 피부가 붓고 붉게 변해 외형상 염증성 유방염과 구분이 어렵다.

염증성 유방암은 전체 유방암의 1~4%를 차지하는 유방암으로 염증성 유방 질환으로 착각해 항생제 치료를 하는 경우도 있다. 만일 항생제 치료를 해도 전혀 좋아지지 않는다면 반드시 조직 검사를 해야 한다. 염증성 유방암은 상당히 진행된 병기에 해당하며 수술 전에 반드시 항암 화학 치료를 받아야 한다. 이전에는 염증성 유방암의 예후가 매우 좋지 않았으나 항암 화학 치료를 하면서 5년 생존율이 25~50%까지 올라갔다.

파제트 병

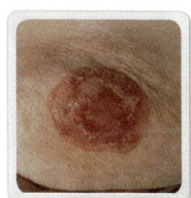

파제트 병은 젖꼭지 피부에 암세포가 침범해 젖꼭지 주위가 습진처럼 짓무른다.

전체 유방암의 1~2%를 차지하는 드문 병으로 젖꼭지 밑 유선관에서 생긴 암이 유선관을 타고 올라가 젖꼭지 피부 주위로 번져 나가는 암이다. 보통 젖꼭지 주위가 빨개지면서 습진처럼 짓무르는데 심하면 피부가 벗겨지고 젖꼭지가 파괴되어 없어져 버릴 수도 있다. 겉으로 드러나는 증상이 확실하기 때문에 진단이 쉬울 것이라고 생각하지만 실제로는 유두 습진으로 오해해 진단이 늦어지는 경우가 많다. 습진은 유륜만을 침범하고 양쪽 유방 모두에 생기는 데 비해 파제트 병은 반드시 젖꼭지에서 병변이 시작돼 유륜으로 퍼지고 한쪽 유방에만 생기는 경우가 더 많다.

파제트 병은 침윤성 유방암과 동반된 경우와 그렇지 않은 경우로 나뉜다. 침윤성 유방암과 동반된 경우에는 침윤성 유방암의 병기에 맞춰 치료하게 된다. 만일 파제트 병이 침윤성 유방암과 동반되지 않고 유두 부위에만 국한된 경우라면 침범 부위를 부분 절제하고 방사선 치료를 하면 예후가 좋다.

악성 엽상 종양

악성 엽상 종양이란 매우 드문 질환으로 유방 안에 있는 유선관이나 소엽에 암이 생기는 다른 침윤성 유방암과 달리 유방의 간질 조직에 생기는 암이다. '엽상'이라는 이름처럼 종양이 마치 잎 모양처럼 생기는데 대부분의 엽상 종양은 양성이지만 드물게 악성 엽상 종양이 생길 수도 있다. 악성 엽상 종양은 종양을 포함해 넓은 범위의 유방을 절제하는 수술적 치료가 필요하다.

유방에 생긴 암은
어떻게 온몸으로 퍼져 나갈까?

유방암이 전신으로 퍼지는 두 가지 과정

유방에 생긴 암세포들이 세력을 점점 확장시켜 나가다 보면 유방 안에 분포한 혈관이나 림프관까지 침범하게 된다. 유방암이 전신으로 퍼지는 과정은 크게 두 가지가 있는데 하나는 혈관을 통해 퍼지는 혈행성 전이이고, 하나는 림프관을 통해 퍼지는 림프성 전이이다. 특히 유방암이 진행하는 과정에서는 림프성 전이가 무척 중요하다.

유방암이 이동하는 통로 - 림프계

림프구는 우리 몸에서 면역 반응을 담당하는 세포를 말하며 외부에서 병균과 같은 침입체가 들어오면 항체를 생성해 우리 몸을 보호하는 역할을 해 준다. 림프구는 림프액이라고 하는 액체에 둥둥 떠서 림프관을

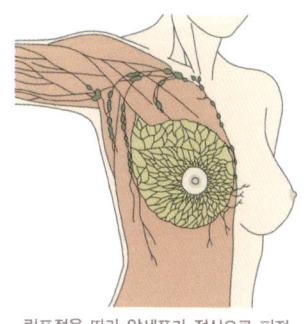

림프절을 따라 암세포가 전신으로 퍼져 나갈 수 있다.

따라 이동하는데 이렇게 림프구가 이동하는 통로, 림프액, 림프관 사이사이 존재하는 림프절을 모두 통틀어 림프계라고 부른다.

만일 외부에서 세균이나 바이러스가 들어오면 림프구는 림프절에서 분열하고 증식해 아군의 숫자를 늘리게 된다. 말하자면 림프절은 적군과 싸우는 군대의 수를 늘리는 양성소 같은 곳이라고 할 수 있다. 유방과 가까운 겨드랑이 부분에도 이런 림프절이 존재하는데 문제는 유방암 세포가 림프관을 따라 이동하면서 림프절로 퍼질 수 있다는 것이다. 림프절에 도착한 유방암 세포는 마치 림프구처럼 분열하여 숫자를 늘려 세력을 더 키운 후 림프관을 따라 온몸으로 퍼지게 된다.

혈관을 통해 온몸으로 퍼져 나가는 암세포 - 혈행성 전파

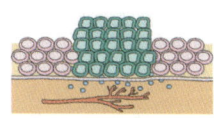
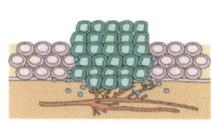

암세포 주위로 새로 발생한 혈관을 따라 암세포가 전신으로 퍼져 나갈 수 있다.

암세포도 정상 세포와 마찬가지로 성장하고 세력을 키워 나가기 위해서는 먹이가 필요한데 바로 그 먹이가 혈액이다. 문제는 이 혈액을 타고 암세포가 온몸으로 퍼져 나갈 수 있다는 사실이다. 혈관은 우리 몸 전체에 퍼져 있기 때문에 혈관을 통해 암세포는 어디든지 퍼져 나갈 수 있게 된다.

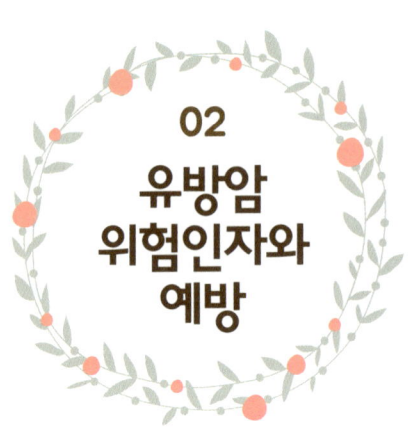

02 유방암 위험인자와 예방

진료실 이야기

28세 여성이 유방암에 대해 상담받기 위해 진료실을 찾았다. 여성은 특별히 유방에 이상 증상이 없지만 어머니가 최근에 유방암 수술을 받아서 걱정이 돼 진료실을 찾았다고 했다. 여성은 5개월 전에 유방 촬영술과 유방 초음파 검사를 받았을 때 특별한 이상이 없는 것으로 나왔지만 앞으로 유방암에 걸릴 확률이 얼마나 되는지 그리고 어떻게 해야 유방암을 예방할 수 있는지 알고 싶다고 했다.

이 여성이 유방암에 걸릴 확률을 미리 예상할 수 있을까? 가족력이 있는 여성의 경우 유방암을 예방하기 위해 어떤 노력을 기울여야 할까?

지피지기면 백전백승

"유방암을 예방하는 확실한 방법은 없을까요?", "어머니가 유방암인데 유방암이 생기지 않도록 미리 막을 수 있는 방법이 있을까요?" 여성암 2위를 차지하는 암인 만큼 유방암은 여성들의 가장 큰 관심거리 중 하나이다. 특히 갈수록 환자수가 늘어나고 있는 유방암의 경우 하루가 다르게 사람들의 관심이 높아지고 있다. 모든 암이 그러하듯이 유방암 역시 생기기 전에 예방하는 것이 빠른 진단과 치료만큼이나 중요하다. 하지만 지피지기면 백전백승이다. 유방암 예방법을 알기 전에 먼저 어떤 상황에서 유방암이 잘 생기는지 유방암의 위험인자부터 알아 두는 것이 중요하다.

고칠 수 없는 위험인자 vs 고칠 수 있는 위험인자

유방암 위험인자 중에는 본인의 노력에 따라서 없애거나 줄일 수 있는 것이 있는가 하면 아무리 노력해도 절대 바꿀 수 없는 것들이 있다. 예를 들어 여성은 남성보다 유방암에 잘 걸리지만 유방암을 예방하기 위해서 성을 바꿀 수는 없는 일이다. 어차피 고칠 수 없는 것들을 알아서 뭐하느냐고 생각할 수도 있다. 하지만 고칠 수 있든 없든 유방암 위험인자를 알아 두는 것은 유방암에 걸릴 확률이 얼마나 되는지 예상하고 대비할 수 있게 해 준다는 데서 의미가 있다.

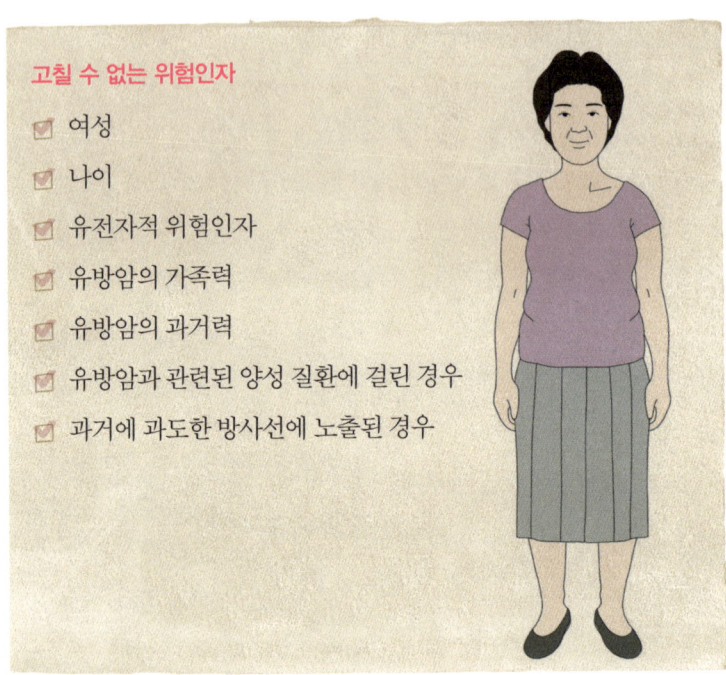

고칠 수 없는 위험인자
- 여성
- 나이
- 유전자적 위험인자
- 유방암의 가족력
- 유방암의 과거력
- 유방암과 관련된 양성 질환에 걸린 경우
- 과거에 과도한 방사선에 노출된 경우

여성의 경우

여성이 남성보다 유방암에 더 잘 걸린다는 건 누구나 아는 사실이다. 남성은 유방암에 걸리지 않을 것이라고 대부분 생각하지만 남성이 여성에 비해 유방암에 걸릴 확률이 100배 정도 낮을 뿐 남성도 유방암에 걸린다. 여성이 남성보다 유방암에 잘 걸리는 이유는 남성보다 더 많은 유선 조직을 갖고 있고, 특히 여성의 유방 조직을 성장시키는 여성 호르몬에 지속적으로 노출되기 때문이다.

유방암에 잘 걸리는 나이는?

나이는 확실히 유방암의 발생과 관련이 있지만 그 관련성을 한마디로 딱 잘라서 이야기하기는 힘들다. 서양의 경우 50대 이후 연령층에서 유방암이 발생하는 빈도가 높다. 그러나 우리나라에서는 40대에서 유방암이 가장 많이 발생하고 다음으로 50대, 30대 순이다. 그래서 우리나라는 서양과 다르게 40대의 젊은 층이 오히려 고위험군에 들어간다. 그러므로 우리나라 여성은 서양 여성보다 조금 더 일찍부터 유방암에 철저히 대비하고 예방해야 한다.

가족이 유방암에 걸린 경우

유방암에 걸린 여성의 경우 자신 때문에 나중에 자기 딸도 유방암에 걸리는 것은 아닌가 깊이 걱정하는 경우가 많다. 유방암에 걸린 가족이 있는 여성이 유방암에 걸릴 확률이 높은 것은 사실이다.

유방암의 가족력이 없는 여성과 비교하였을 때 어머니나 여자 형제, 딸 중에 유방암 환자가 한 명 있으면 유방암이 생길 확률이 2배, 2명이 있으면 5배가 올라간다. 하지만 기억할 점은 전체 유방암 환자 중에서 유방암의 가족력이 있는 환자는 20%에 불과하다는 사실이다. 이 말은 곧 유방암 환자의 80%는 가족 중에 유방암에 걸린 사람이 없다는 것을 의미한다. 그렇기 때문에 유방암에 걸린 가족이 있다고 해서 무조건 자신이 유방암에 걸릴 것이라는 걱정을 하는 것도, 가족 중에 유방암에 걸린 사람이 없으므로 절대 유방암에 걸리지 않을 것이라고 안심하는 것도 어리석은 일이다.

유방암의 유전

단순히 유방암 가족력 때문에 유방암에 걸릴 확률이 높아지는 것과 달리 유방암을 일으키는 유전자 돌연변이가 집안 내에 존재하는 경우가 있다. 이를 유전성 유방암이라고 한다. (유전성 유방암 편 참조. pp.150~157)

유방암으로 치료받은 여성

한쪽 가슴에 유방암 치료를 받은 적이 있는 여성은 다른 쪽 유방이나 같은 쪽의 다른 부위에서 유방암이 발생할 위험이 3~4배 상승한다. 유방암 환자에게서 수술을 받지 않은 반대쪽 유방에 암이 발생하면 이전에 있던 암이 재발하거나 전이된 것으로 생각하지만 실제로는 반대편 유방에 새로운 암이 생긴 경우가 대부분이다. 그만큼 한 번 유방암이 생긴 여성은 다시 유방암이 생길 확률이 높다.

치밀 유방인 여성

유방을 구성하는 대표적인 두 가지 조직이 바로 젖을 만들어 내는 유선과 지방 조직이다. 치밀 유방이란 유선 조직이 상대적으로 지방 조직보다 많은 유방을 말한다. 이러한 치밀 유방을 가지고 있는 여성이 그렇지 않은 여성보다 유방암에 걸릴 확률이 높다는 연구 결과가 있다. 이유는 확실히 알려져 있지 않지만 치밀 유방의 경우 유방암 검진을 위해 사용하는 유방 촬영술에서 암을 놓치는 경우가 높고 여성 호르몬이나 성장 호르몬 같은 호르몬이 세포를 암으로 바꾸는 과정이 더 활발하게 일어나기 때문으로 추정하고 있다.

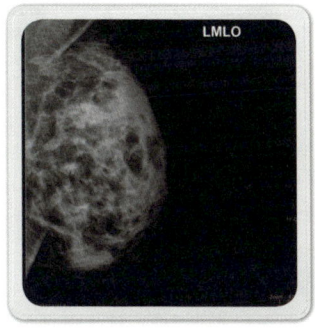
치밀 유방

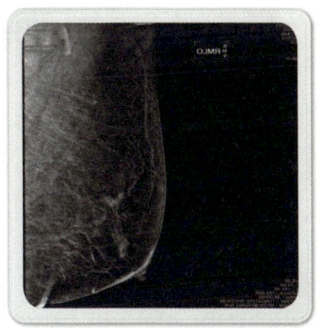
지방형 유방

양성 유방 질환과 유방암

유방에는 암만 생기는 것이 아니다. 유방에 생길 수 있는 다양한 질환 중 유방암의 발생률을 높이는 것이 몇 가지 있으므로 주의를 기울일 필요가 있다. 그렇다면 왜 어떤 양성 질환은 유방암과 관련이 없고, 어떤 질환은 유방암과 깊은 관련이 있는 걸까? 정상 유방에서 유방암이 생기는 과정은 아직도 다 밝혀지지 않았지만 간단히 말해 유방암은 정상 유방 세포가 이상한 모양의 세포로 돌변해 그 세포가 멈추지 않고 분열하는 병이라고 볼 수 있다. 여기서 포인트는 바로 '이상한 모양으로 돌변한다, 끊임없이 분열한다'이다. 양성 유방 질환은 이상한 세포가 있는지, 분열이 과도하게 일어나지 않는지 두 가지의 기준에 따라 분류할 수 있는데 양성 질환 중에서 이상한 세포가 있거나 분열이 과도하게 일어나는 경우 나중에 유방암이 생길 위험성이 더 높아진다.

비증식성 질환 유방 세포의 증식과는 관련이 없다고 알려진 질환이므로 유방암 발생에는 큰 영향을 끼치지 않아 안심해도 된다. 비증식성 질환의 종류로는 섬유낭성 질환, 경증 과증식증, 비경화성 선증, 단순 섬유선종, 양성 엽상 종양, 한 개의 유두종, 지방 괴사, 유방염, 관 확장증, 지방종, 혈종, 혈관종, 신경 섬유종이 있다.

비정형 세포가 없는 증식성 질환 비비정형 증식성 질환은 유방 세포가 과도하게 분열하면서 생기지만 이상 세포는 없는 경우를 말한다. 유방 세포가 과도하게 증식하지만 정상 세포만 증식할 뿐 세포의 변형은 일어나지 않는다. 비비정형 증식성 질환은 유방암이 생기는 조건 중 한 가지만 만족시키는 경우로 유방암이 생길 확률이 약 1.5~2배 정도 높다. 비정형 세포가 없는 증식성 질환의 종류로는 비비정형 관성 과증식증, 복합성 섬유샘종, 경화성 선증, 다발성 유두종증, 방사선 상처 등이 있다.

비정형 증식성 질환 정상 유방 세포에서 변형된 비정상 세포들이 과도하게 증식하면서 생기는 질환으로 유방암과 성격이 가장 비슷하다. 비정형 증식성 질환을 가지고 있는 여성의 경우 일반 여성보다 유방암이 생길 확률이 4~5배로 훨씬 높아진다. 비정형 증식성 질환의 종류로는 비정형 관성 과증식증, 비정형 소엽성 과증식증이 있다.

방사선 치료와 유방암 발생

아동기나 청소년기에 림프종과 같은 암 때문에 흉부에 방사선 치료를 받은 적이 있는 경우 유방암의 위험도가 높아진다. 특히 유방 조직이 한창 발달할 시기인 청소년기에 방사선 치료를 받았다면 유방암에 걸릴 확률이 높아지지만 40세 이후에는 방사선 치료를 받았다고 하더라도 유방암이 생길 확률이 증가하지 않는다.

질문: 흉부 X선 촬영을 자주 하면 유방암 발생률이 증가하지 않을까요?

흉부 X선을 찍으면서 받게 되는 방사선의 양은 극소한 것으로 알려져 있습니다. 그렇기 때문에 일반 여성이 흉부 X선을 찍으면서 받게 되는 방사선에 의해 암이 생길 확률은 거의 없다고 보면 됩니다. 하지만 유전성 유방암이 생길 위험이 있는 유방암 돌연변이 유전자를 가지고 있는 여성에게는 반복적인 흉부 X선 촬영이 유방암 발생률을 높인다는 연구 결과가 있습니다. 아직 더 많은 연구 결과가 필요하겠지만 돌연변이 유전자를 가진 여성이라면 X선 촬영이나 CT 검사와 같은 검사를 하기 전에 먼저 의사와 상담을 해 볼 필요가 있습니다.

여성 호르몬과 유방암

유방암은 호르몬을 먹고 자란다?

유방암 위험인자 중에는 여성 호르몬과 관련된 것들이 있는데 이들을 이해하려면 먼저 유방암과 여성 호르몬의 애증 관계를 알아 둘 필요가 있다. 유방암 세포 역시 유방 세포에서 시작한 돌연변이이기 때문에 유방 세포와 마찬가지로 여성 호르몬인 에스트로겐과 프로게스테론의 영향을 받는다. 그중에서도 에스트로겐의 역할이 가장 중요한데 에스트로겐은 정상 유방 세포의 증식을 촉진시킨다. 공장 기계 속도를 높이면 불량품이 생길 확률이 높아지는 것처럼 유방 세포 역시 빠르게 증식하다 보면 불량 세포인 암세포가 생길 확률이 높다. 또한 에스트로겐은 암세포 역시 더 빠른 속도로 증식하고 퍼지도록 한다. 프로게스테론의 역할은 에스트로겐처럼 확실히 밝혀지지는 않았지만 프로게스테론 역시 유방암과 관련이 있는 호르몬으로 추정된다.

에스트로겐 전성 시대

여성 호르몬은 여성이 생리를 하고, 아이를 낳고, 수유를 할 수 있게 한다. 여성의 일생 중에 에스트로겐이 득세하는 시기가 몇 번 있는데 바로 이때가 유방암에 취약해지는 시기이다. 그렇기 때문에 에스트로겐이 득세하는 시기가 많아질수록 유방암에 걸릴 확률도 올라간다.

임신과 유방암

아이를 많이 낳으면 유방암이 덜 생긴다

에스트로겐의 분비가 활발한 시기는 여성이 아이를 출산할 수 있는 초경부터 폐경까지다. 그 기간 중 유일하게 에스트로겐의 지배력이 감소하고 프로게스테론이 득세하는 시기가 바로 임신을 한 동안이다. 그렇기 때문에 출산 횟수가 많을수록 유방암이 생길 확률이 줄어든다.

첫 아이는 빨리 가질수록 좋다

유방암과 임신의 관계는 출산 횟수뿐만 아니라 얼마나 빠른 시기에 첫 아이를 가졌는가와도 관련이 있다. 결혼과 초산 연령이 갈수록 늦어지고, 아이도 둘 이상은 잘 낳지 않는 요즘 현실이 유방암 발생률의 증가와 관련이 있을 것으로 추정된다.

수유를 하면 유방암이 예방된다
수유 기간도 여성이 에스트로겐으로부터 보호받는 시기이므로 모유 수유를 하는 기간이 길수록 유방암이 발생할 확률이 줄어든다.

경구 피임제의 사용이 유방암의 발생을 높인다
경구 피임제는 호르몬 제제로 여성 호르몬을 증가시킨다. 경구 피임제를 사용한 여성이 경구 피임제를 한 번도 사용하지 않은 여성보다 유방암이 발생할 확률이 약간 높다는 연구 결과도 있다. 하지만 경구 피임약을 끊고 10년이 지나면 유방암의 위험이 사라진다.

*에스트로겐에 노출되는 기간

에스트로겐 노출 기간이 증가하는 경우
이른 초경, 늦은 폐경, 폐경 후 여성 비만, 호르몬 대체 요법

에스트로겐 노출 시간이 감소하는 경우
모유 수유, 규칙적인 운동, 이른 출산

이른 폐경과 유방암

폐경이 빠르다고 꼭 슬퍼할 일만은 아니다

여성들이 폐경이 되면 이제 더 이상 여자가 아니라고 생각하고 우울해하는 경우가 많다. 뿐만 아니라 얼굴이 화끈거리는 증상부터 시작해서 근육통, 관절통, 조울증, 성기능 장애까지 신체적, 정신적으로 많은 어려움이 생긴다.

폐경 후에는 몸 안의 에스트로겐의 분비가 뚝 떨어지면서 유방 세포의 활발한 분화도 멈추게 된다. 그렇기 때문에 폐경을 빨리하면 할수록 유방암이 생길 확률이 감소한다. 보통 폐경 나이가 1년 빨라질수록 유방암이 생길 확률이 3%씩 감소한다. 만일 폐경 후에도 여성 호르몬 치료를 받는다면 유방암이 생길 확률이 다시 높아진다.

갱년기 증상과 유방암 사이의 균형을 맞추자

폐경 후 여성 호르몬제의 복용은 여러 가지 폐경 후 증상을 완화시키고 골다공증도 예방하는 것으로 알려져 있다. 호르몬 치료는 크게 에스트로겐과 프로게스테론을 함께 처방하는 복합 호르몬 치료와 에스트로겐만 처방하는 단독 치료로 나뉘는데 자궁 적출술을 시행받지 않은 일반 여성이 단독 에스트로겐 제제를 복용할 경우 자궁암 발생률이 높아진다고 알려져 있기 때문에 대부분 복합 호르몬 치료를 받게 된다.

그러나 폐경 후 복합 호르몬 치료를 5년 이상 받게 되면 유방암 발생 위험도가 25~50%까지 증가한다는 연구 결과가 있다. 그렇기 때문에 5년 이상 장기간으로 하는 여성 호르몬 대체 요법은 반드시 의사와 상의하여 신중하게 결정해야 한다.

생활 속에 있는 유방암 위험인자

음식과 유방암
고지방 섭취와 유방암 발생 간의 상관 관계가 확실히 입증되지는 않았지만 과도한 영양과 포화 지방 섭취는 만병의 근원이 되고 비만을 유발하기 때문에 유방암 발생률을 높일 것으로 생각된다.

술과 유방암
과음이 백해무익하다는 것을 모르는 사람은 없다. 술은 다른 암과 마찬가지로 유방암 발생률을 증가시킨다. 하루 2.5잔의 술을 먹는 여성은 술을 전혀 먹지 않는 여성에 비해 유방암이 생길 확률이 1.5배 정도 커진다. 그러나 너무 걱정할 필요는 없다. 술을 마시지 않는 것이 가장 좋겠지만 하루 한 잔 정도의 음주는 유방암의 발생률을 크게 높이지는 않는다.

담배와 유방암
흡연을 하는 여성이 비흡연 여성에 비해 유방암 발생률이 높다는 보고가 있다. 건강을 위해서는 만병의 근원이 되는 담배를 끊는 것이 좋다.

유방암
어떻게 예방할까?

여성 호르몬 입장에서는 매우 억울할 것이다. 한동안 폐경기 여성을 다시 생기발랄한 여성으로 부활시키는 엄청난 신약처럼 각광받다가 마치 여성암을 일으키는 주범인 양 비난받게 되었으니 말이다. 여성 호르몬은 여성을 아름답게 해 주고, 아이를 갖게 하고, 출산하고, 젖을 먹여 키우게 해 주는 고마운 존재이다. 그러므로 유방암을 줄이자고 무턱대고 여성 호르몬을 없앨 수는 없다.

단지 여성의 몸이 여성 호르몬인 에스트로젠의 영향을 지나치게 많이 받지 않도록 조절할 필요가 있을 뿐이다. 그 방법은 간단하다. 에스트로젠의 지배력이 약화되는 시간을 최대한 늘리는 것이다. 임신한 기간이 길고, 폐경이 빠를수록 우리 몸에서 에스트로젠은 감소한다. 그렇다고 억지로 폐경을 시킨다거나(필요에 따라 그런 방법이 쓰이기도 한다.) 한없이 임신 기간을 늘릴 수는 없다. 하지만 다음과 같은 방법들은 어느 정도 가슴에 새겨 놓고 실천할 수 있는 것들이다.

유방암 위험인자로 오해받는 것들

다음 네 가지는 유방암 발생을 증가시키는 요인으로 오해받았지만 관련 없는 것으로 밝혀진 것들이다.

- 브래지어를 착용하는 경우
- 인공 유산을 여러 번 한 경우
- 유방에 인공물을 삽입한 경우
- 겨드랑이에 발한 억제제를 사용한 경우

신중하게 호르몬 치료하기

복합 호르몬 치료를 5년 이상 받으면 유방암의 위험도가 높아진다. 그렇다고 다양한 장점을 가진 여성 호르몬 치료를 무조건 나쁘다고 할 수는 없다. 대신 다른 유방암 위험인자를 가지고 있는 여성은 여성 호르몬 치료를 되도록 피하고 치료를 하는 동안에는 유방암 검진을 철저히 하도록 한다.

모유 수유하기

출산 후 모유 수유를 하게 되면 다시 생리를 시작하는 시기가 늦어지면서 에스트로겐이 다시 활동하는 시기도 함께 늦어진다.

매일 규칙적으로 운동하기

지방 세포 역시 에스트로겐을 만들어 내는 기관이다. 몸 안에 지방이 쌓일수록 에스트로겐이 늘어나는데 특히 폐경 후에 난소가 더 이상 호르몬을 만들어 내지 않는 시기에는 이 역할이 더욱 중요하다. 폐경 후에는 몸에 기운이 없고 움직이기 싫다는 여성이 많지만 폐경 후 운동은 매우 중요하다. 미국암협회에서는 1주일에 5회 이상 45~60분 동안 운동을 할 것을 권장하고 있다. 서서히 운동을 시작해 운동량을 늘려 습관화하는 것이 중요하다.

Step by step
유방암 위험인자 예방하기

1 단계
적극적인 출산은 유방암을 예방할 수 있다.

2 단계
모유 수유를 실천하자.

3 단계
규칙적인 운동으로 체지방을 줄이자.

4 단계
식탁에서 고기 반찬을 줄이자.

5 단계
금주와 금연을 하자.

6 단계
폐경 후 여성 호르몬 치료는 의사와 상의한 후 하도록 하자.

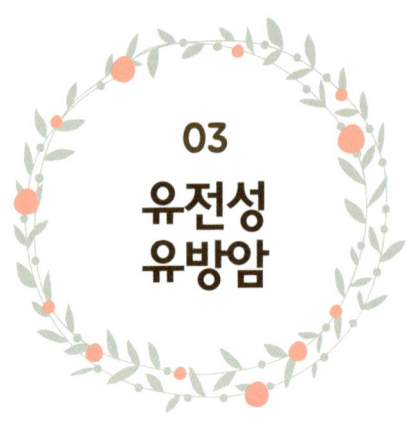

03 유전성 유방암

진료실 이야기

35세 여성이 유방암 유전자 검사를 받기 위해 진료실에 내원했다. 여성의 어머니는 5년 전에 유방암으로 유방 절제술을 받았고, 2년 전에는 친언니가 유방 섬유선종을 진단받고 제거술을 받았다. 여성은 최근에 신문을 통해 유전성 유방암이 있다는 이야기를 듣고 혹시 자신에게도 유방암 유전자가 있는 것은 아닌지 걱정된다고 했다. 여성은 30세 때부터 정기적으로 유방 촬영술을 받고 있었고, 양성 석회화 말고는 특별한 이상이 있다는 이야기는 들은 적이 없었다. 하지만 평생 유방암에 대한 두려움을 안고 살아야 하는 것이 마음에 걸린다고 했다.
과연 이 여성에게 유전자 검사는 도움이 될까? 여성은 평생 동안 어떤 대비를 하며 살아야 할까?

유방암도
유전이 되나요?

 딸을 가진 어머니가 유방암을 진단받으면 자신의 병보다 혹시 딸에게 유전되지는 않을까 걱정하는 경우가 많다. 물론 유방암은 가족력이 있어서 어머니가 유방암에 걸리면 딸도 유방암에 걸릴 확률이 높다. 하지만 이러한 가족력은 유전성 유방암과는 다른 개념이다.

유방암을 일으키는
유전자가 존재한다

 유전성 유방암이란 유방암을 일으키는 돌연변이 유전자가 부모에게서 자식에게로 유전되어 유방암이 발생하는 경우를 말한다. 유전성 유방암은 전체 유방암 환자의 5~10%, 많게는 27%까지 차지한다. 한국유전성유방암연구회의 통계에 의하면 우리나라 35세 이하의 젊은 유방암 환자 중에서 유전성 유방암 환자가 약 11.3 %를 차지한다.

유방암 유전자는
어떻게 발견했을까?

 특정 가족에서 대를 이어 집안의 모든 여성이 유방암에 걸리는 것을 보고 혹시 가족 내에 유방암을 일으키는 특정 유전자가 있는 것은 아닐까 하는 의문에서 유전성 유방암이라는 개념이 시작되었다. 연구 결과 이러한 집안의 사람들 안에서 특정 유전자의 돌연변이가 생기는 것을 발견할 수 있었는데 그 유전자를 BRCA 1, 2 돌연변이 유전자라고 부른다.

이러한 돌연변이 유전자가 있는 경우 유방암뿐 아니라 난소암, 결장암, 전립선암 등 다른 암이 생길 확률도 높은 것으로 알려져 있다. 또한 양측성 유방암 및 남성 유방암이 생길 확률 역시 높다. 이러한 돌연변이 유전자를 가지고 있는 사람을 보인자라고 부르며 보인자의 자식이 이 유전자를 물려받을 확률은 50%이다.

가족성 유방암 vs 유전성 유방암

가족성 유방암은 유전성 유방과는 다른 개념으로 1촌 및 2촌 가족 중에 2명 이상에서 유방암이 발생했지만 유전성 유방암 돌연변이 유전자는 가지고 있지 않은 경우를 말한다. 이러한 가족성 유방암은 유방암 환자의 약 15~20%에 해당한다. 그렇다면 어떤 사람이 유방암 유전자 검사를 받아야 할까? 가족 중에 유방암 환자가 있다고 무조건 비싼 유전자 검사를 받을 필요는 없다. 하지만 위와 같이 특정한 경우에는 유전자 검사를 미리 해 볼 필요가 있다.

*어떤 사람이 유방암 검사를 받아야 할까?

- 유방암 환자 가족 중 1촌 및 2촌 관계(어머니, 아버지, 여자 형제, 남자 형제)에서 적어도 2명이 유방암일 때
- 가족 구성원 중 40세 이하에 암이 생긴 사람이 있을 때
- 유전자 검사를 받은 가족 중 1명 이상에서 유전자 변이가 발견되었을 때
- 유방암에 걸린 1촌이나 2촌 친족이 있는 남성이 유방암에 걸렸을 때
- 가족 중에 혈액에서 유전성 유방암 돌연변이 유전자가 발견되었을 때
- 유방암 및 난소암이 동시에 발생하였을 때

유방암 유전자 검사는 어떻게 하는 것일까?

유전성 유방암이 의심되는 사람은 유전자 검사를 받을 필요가 있다. 검사자의 혈액에서 DNA를 채취해 그 속에 유전자 BRCA 1, 2의 돌연변이가 있는지 확인하면 된다. 스스로 유전자 검사를 받아야 할지 말아야 말지 결정하는 것은 쉽지 않기 때문에 검사를 받기 전에는 반드시 전문의와 상의할 필요가 있다. 현재 한국유방암학회 내의 한국유전성유방암연구회에서 이러한 상담 안내를 받을 수 있다.

유방암 유전자가 있으면 무조건 유방암에 걸리는 걸까?

물론 유방암 돌연변이 유전자가 있다고 해서 모든 사람이 유방암에 걸리는 것은 아니다. 검사에서 돌연변이 유전자가 발견되었을 때 70세까지 유방암이 생길 확률은 BRCA 1 유전자의 경우 약 65%, BRCA 2 유전자의 경우 약 45% 정도로 알려져 있다.

또 BRCA 1 유전자 돌연변이를 가진 여성에게서 한쪽 유방에 유방암이 생긴 경우 반대쪽 유방에 유방암이 생길 확률은 40~65% 정도이다. 일반적인 유방암에서 반대쪽에 유방암이 생길 확률이 3.7%인 것과 비교하면 매우 높은 확률이라는 것을 알 수 있다.

돌연변이 유전자가 있다고 진단받았다면?

돌연변이 유전자를 가지고 있다고 모두 유방암에 걸리는 것은 아니지만 유방암에 걸릴 확률이 확실히 높아지기 때문에 유방암 발생을 막기 위한 철저한 관리가 필요하다.

철저한 정기 검진
유방암 유전자를 가진 경우 가장 중요한 것은 조기 진단을 위한 철저한 정기 검진이다. 검진 방법은 일반인과 마찬가지로 유방 진찰, 유방 촬영,

유방 초음파 검사가 기본이다. 하지만 일반인들보다는 더 자주, 더 일찍부터 유방암 검진을 받을 필요가 있다.

BRCA 1, 2 보인자의 유방암 검진법

자가 유방암 검진	18세부터	1개월에 한 번
유방암 전문의의 유방 진찰	25세부터	6개월에 한 번
유방 촬영술	25세부터	6개월~1년에 한 번
유방 초음파	25세부터	6개월~1년에 한 번
유방 자기 공명 검사(MRI)	선택 사항	

예방적 약물 요법

유방암 치료 방법 중에는 수술, 항암 화학 치료, 방사선 치료 외에도 약물 요법이 있다. 유방암 발생을 막기 위해 유방암 치료에 쓰이는 약제를 예방적으로 먹는 방법이 있다.

대표적인 약제로 타목시펜과 랄록시펜이 있다. 이런 약제를 복용한 고위험군 유방암 환자에게서 유방암 발생이 약 30~50% 정도 감소했다는 연구 결과가 있지만 아직까지는 그 효과에 대한 연구가 부족한 상태이기 때문에 예방적 약물 요법 치료 여부는 유방암 전문의와 상담을 통해 결정해야 한다.

예방적 수술 요법

유방암 발생을 예방하기 위해 양측 유방을 미리 절제하고 유방 재건술을 받는 경우가 있다. 너무 극단적인 예방법으로 들리는 것이 사실이지만 예방적 수술 요법을 받는 경우 90% 이상의 유방암 예방 효과가 있다. 물론 유방암 유전자가 있다고 모두 유방을 절제해야 하는 것은 아니기 때문에 유방외과 전문의와 충분한 상담을 한 후에 결정해야 한다.

Step by step
유전성 유방암 치료

1단계: 가족력 확인
가족 중 유방암 환자가 있어 유전성 유방암이 걱정된다면 병원을 찾는다.

2단계: 검사 전 상담
유전자 상담을 통해 유전자 검사의 필요성 여부를 확인한다.

3단계: 유전자 검사
BRCA 1, 2 돌연변이 유전자가 있는지 검사한다.

4단계: 검사 후 상담
돌연변이 유전자가 있다고 진단받았다면 약물 요법 및 수술 요법에 대해 전문의와 상담하고, 꾸준히 추적 관찰을 받도록 한다.

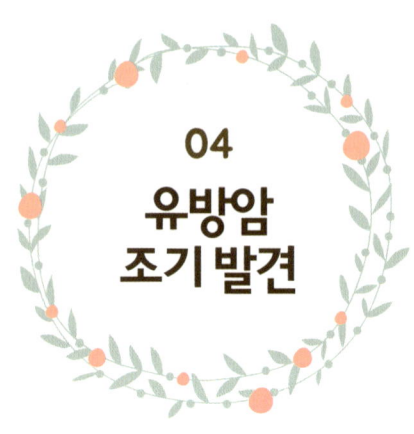

04 유방암 조기 발견

진료실 이야기

42세 미혼 여성이 진료실을 찾았다. 여성은 그동안 직장 때문에 해외 이곳저곳을 옮겨 다니느라 한 번도 건강 검진을 제대로 받아 본 적이 없었다. 여성은 최근에 유방암 발생률이 증가했다는 이야기를 듣고 한국에 왔을 때 검진을 한 번 받아야겠다고 마음먹었다. 여성은 진료실에서 유방 진찰을 받은 후 유방 촬영을 했는데 다행히도 특별한 이상 소견이 나오지 않았다. 다시 보름 후 미국으로 떠날 예정이었던 여성은 이번에 유방암 검사에서 좋은 결과가 나왔으니 앞으로는 유방암에 대한 걱정을 잊고 살겠다고 했다.

이 여성은 앞으로 유방암 검사를 받지 않아도 될까? 정말 유방암으로부터 자유로워진 것일까?

정체를 드러내기 전에 잡아내자

유방암이 다른 암에 비해 치료가 잘 되고 완치율이 높다는 사실이 알려지면서 유방암을 만만한 병으로 생각하는 경향이 있다. 심지어 암 보험에 들었다가 유방암에 걸리면 돈을 벌게 된다는 말까지 나올 정도이다. 하지만 유방암도 3기 이상이 되면 사망률이 높고 치료도 어려운 무서운 병이다.

그렇다면 왜 유방암이 쉽게 치료되는 병이라는 인식을 갖게 됐을까? 아마 조기 검진 덕분이 아닌가 싶다. 모든 암과 마찬가지로 유방암도 초기에 발견하면 치료가 쉽다. 특히 다른 암보다 유방암은 1, 2기에 발견되면 생존율이 크게 올라간다.

조기 검진이란?

조기 검진은 병을 최대한 빨리 발견하기 위해서 증상이 나타나기 전에 미리 검사를 해서 확인하는 것을 말한다. 증상도 없는데 왜 검사를 해야 하나 하고 의구심을 가질 수도 있지만 유방암은 초기에는 아무 자각 증상이 없고, 증상이 나타난 후에는 이미 암이 많이 진행되어 치료가 힘들어질 수 있기 때문에 조기 검진이 중요하다.

통계를 보면
조기 검진이 보인다

조기 검진은 그 중요성에 대해 아무리 말해도 잘 와 닿지 않는 것이 사실이다. 하지만 조기 검진이 얼마나 중요한지 증명해 주는 몇 가지 통계 결과가 있다. 5년 상대 생존율이란 유방암을 진단받은 환자가 5년 후에 살아 있을 확률이 몇 % 정도 되는지를 통계적으로 조사한 결과이다. 유방암은 1기에서 4기로 진행될수록 5년 생존 확률이 낮아진다. 그만큼 최대한 조기에 유방암을 발견하는 것이 중요하다는 이야기이다. 그렇다면 우리나라에서 유방암을 진단받은 여성들의 5년 생존율을 조사한 통계 자료를 살펴보자.

(출처: 한국유방암학회)

1기	98.2%
2기	91.7%
3기	68.2%
4기	30.5%

각 병기별 유방암 5년 상대 생존율

(출처: 국가암정보센터)

1993~1995년도	77.9%
1996~2000년도	83.2%
2001~2005년도	88.0%
2003~2007년도	89.5%

유방암 5년 생존율

1993년도부터 2007년까지 유방암 환자의 5년 생존율이 꾸준히 올라가고 있다. 여러 이유가 있겠지만 생존율 상승의 1등 공신은 바로 조기 검진이다. 우리나라도 조기 검진을 통해 1기, 2기에 유방암 진단을 받고 일찍 치료를 하는 경우가 점차 늘고 있다. 게다가 조기 검진을 통해 1cm 이하의 작은 유방암을 발견한 경우에는 대부분 항암 화학 치료도 필요하지 않기 때문에 환자의 고통이 줄어드는 장점이 있다. 조기 검진의 중요성이 더 널리 알려진다면 10년 후에는 우리나라 유방암 환자 5년 생존율이 100%를 향해 갈 수 있지 않을까?

조기 발견을 위한 3대 작전

증상 없이 꼭꼭 숨어 있는 유방암을 찾아내는 것은 생각보다 쉬운 일이 아니다. 한 가지 검사로 아무리 작은 유방암이라도 귀신같이 잡아내는 검사가 있다면 좋겠지만 아쉽게도 그런 방법은 없다. 다음 세 가지 방법이 짝을 이루어 진행되어야 유방암을 발견할 확률이 높다. 첫째는 유방 자가 검진이고, 둘째는 유방 정기 진찰이며, 셋째는 유방 영상 검사(유방 촬영, 유방 초음파)이다. 이 세 가지 중에 어느 것이 더 중요하고 덜 중요하다고 말할 수 없다. 그만큼 이 세 가지를 함께 진행해야 유방암 발생의 위험을 빈틈없이 막아 낼 수 있다는 것을 기억해야 한다.

조기 검진, 언제 해야 하나요?

우리나라의 경우 젊은 나이에 유방암에 걸리는 비율이 높기 때문에 서구에 비해 조기 검진을 좀 더 일찍 시작해야 한다. 30세가 넘으면 유방암 조기 검진이 시작된다고 보면 된다. 30세가 넘은 모든 여성은 한 달에 한 번 자가 진찰을 해야 하며, 35세가 되면서부터는 2년에 한 번씩 병원을 찾아 유방 전문의에게 유방 진찰을 받을 필요가 있다. 40세부터는 본격적으로 조기 검진을 해야 하는데 자가 진단, 유방 진찰, 유방 영상 검사 3종 세트를 1~2년에 한 번씩 반복해서 받아야 한다.

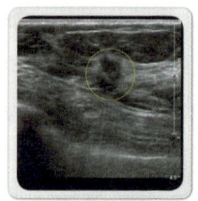

초음파 검사를 통해 조기에 발견된 0.7cm 크기의 유방암

🙋 **질문**: 정기 진찰의 경우 보통 유방 촬영만 한다던데 왜 저는 초음파도 하라고 하나요?

한국 여성은 서양 여성과 비교했을 때 유방 속에 젖을 만들어 내는 유선 조직이 많은 편입니다. 이런 경우 유선 조직이 유방에 생긴 작은 혹을 가려 유방 촬영술만으로는 조기 유방암을 놓칠 위험이 있습니다. 유방암 조기 검진의 기본은 유방 촬영술이지만 유방 촬영술에서 유선 조직이 많은 치밀 유방 소견을 보이는 여성들의 경우는 보다 정확한 결과를 위해 초음파 검사를 추가로 받아야 합니다.

Step by step
유방암 조기 발견

한국유방암학회에서 권고하는 유방암 조기 검진 지침

	자가 진단	전문의에 의한 유방 진찰	유방 촬영
30세 이상	한 달에 한 번		
35세 이상	한 달에 한 번	2년에 한 번	
40세 이상	한 달에 한 번	1~2년에 한 번	1~2년에 한 번

30세 이상의 여성이라면 이 표를 새겨 보고 나이에 맞추어 조기 검진을 시작하도록 하자.

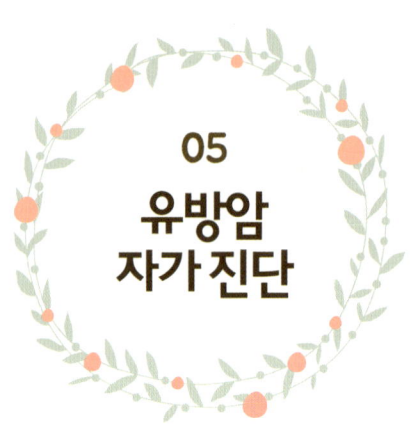

05
유방암 자가 진단

진료실 이야기

45세 여성이 유방 클리닉을 찾았다. 여성은 10년 전에 결혼했으나 자녀가 없고 지금까지 병에 걸리거나 수술을 받은 적이 없다. 여성은 평소에 고기를 좋아했고, 20대 후반부터 회사를 다녔기 때문에 1주일에 한두 번씩은 꾸준히 술자리에 참석했다. 3년 전에는 어머니가 유방암으로 수술을 했으며, 여성의 언니는 1년 전에 섬유선종 제거술을 받은 적이 있다. 여성은 우연히 유방암과 관련된 책자를 보던 중 육식 위주의 식습관, 음주력, 유방암의 가족력이 모두 유방암의 위험인자가 될 수 있다는 사실을 알았다.

여성은 그동안 직장 건강 검진을 통해 2년에 한 번씩 정기적으로 유방 촬영을 받았지만 혹시 유방 촬영만으로 유방암을 놓치는 것은 아닐까 하는 불안감이 들었다. 이 여성에게 유방암의 조기 발견을 위해 어떤 방법을 권할 수 있을까?

자가 검진만으로
암을 잡아낼 수 있을까?

유방 자가 검진이란 한 달에 한 번씩 정기적으로 본인의 유방을 진찰해서 유방암을 비롯한 유방 질환을 보다 일찍 찾아내는 데 일조하는 유방암 조기 발견법이다. 유방 자가 검진은 전문 의료인이 아닌 일반인이 본인의 가슴을 진찰하는 방법이기 때문에 많은 한계점을 가지고 있는 것이 사실이다. 실제로 유방 자가 검진의 효용성에 대한 많은 연구가 있으며 그중 일부는 자가 검진과 정기 검진을 함께 시행받는 여성과 정기 검진만을 받는 여성 사이에 유방암 사망률에 의미 있는 차이가 발견되지 않았다는 연구 결과도 있다. 이러한 결과가 나온 이유는 최근 유방 촬영 기술이 발달하면서 조기에 유방암을 발견해 내는 확률이 매우 높아졌기 때문이다.

유방 검진만으로
충분할까?

현재 미국암협회 및 한국유방암학회에서는 유방암의 조기 발견을 위해 40세 이상 여성에게 1년에 한 번씩 정기적으로 유방 촬영을 받을 것을 권고하고 있다. 실제로 유방 촬영기기의 발달로 초기 유방암 진단율이 시간이 갈수록 높아지고 있다. 우리나라의 경우 30~40대의 젊은 여성층에서 유방암 발생률이 높은 편인데 이 연령대 여성의 유방은 지방 조직보다 유선 조직이 많은 치밀 유방이 많은 편이다. 치밀 유방은 유방 촬영술만으로는 초기의 작은 유방암을 놓칠 가능성이 있다. 검사 상에서 발견되지 않은 작은 크기의 초기 암이 손으로 만져질 정도의 큰 크기로 성장하는 기간은 수개월에서 수년이다. 여기서 자가 검진을 하는 여성과 하지 않는 여성의 차이는 엄청나다.

만일 한 달에 한 번 정기적으로 자가 검진을 한다면 1년에 한 번 하는 유방 촬영술에서 유방암을 놓쳤다고 하더라도 작은 크기의 암이 조금씩 커지면서 만져지는 시점을 보다 일찍 앞당길 가능성이 높다. 특히 피부 가까이 생긴 종양의 경우에는 자가 검진만으로도 충분히 암을 조기에 발견할 수 있다.

내 유방은
내가 지킨다

유방 자가 검진의 가장 큰 장점은 검사의 주체가 바로 본인이라는 사실이다. 비록 숙련도는 떨어진다 하더라도 자신의 가슴을 직접 진찰하는 방법이기 때문에 정기 검진만으로 놓칠 수 있는 미세한 변화를 발견할 기회가 많다. 실제로 본인이 종괴가 있는 것을 모르고 내원한 환자의 경우에도 의사가 종괴를 발견하여 환자에게 자가 촉진을 시켜 보면 대부분 그 종괴를 촉진할 수 있는 것을 보게 된다. 관심 있게 만져 보았다면 알아챌 수 있는 종괴를 무관심으로 놓칠 수 있다는 것을 보여 주는 경우이다.

내 유방과 친해지기

시대가 바뀌면서 가슴의 노출이 자연스러워지는 추세라고는 하지만 여전히 많은 여성이 가슴을 숨겨야 할 은밀한 신체 부위라고 생각한다. 자신의 가슴을 만지는 것이 부끄러운 행동이라는 선입관은 자가 진단에 대한 거부감을 안겨 준다. 또한 자신의 유방을 만지다 보면 드물지 않게 성적 흥분을 느끼게 되는데 많은 여성이 이런 느낌에 대해 죄책감을 느낀다. 그러나 유방 역시 성적인 기관인 만큼 흥분을 느끼는 것은 당연한 현상이고 오히려 여성이 건강하다는 신호 중의 하나이다.
의사는 1년에 한두 번밖에 여성의 가슴을 진찰할 기회가 없지만 여성은 원할 때 언제든 자신의 유방을 만져 볼 수 있기 때문에 유방의 미세한 변화를 더 쉽게 느낄 수 있다. 나아가 자신의 가슴에 대해 세상 누구보다 잘 알고 있다는 생각이 유방암에 대한 불안감을 덜어 주고 선상에 대한 자신감을 심어 준다. 유방 자가 검진은 유방암 조기 발견의 기회일 뿐 아니라 한 달에 한 번씩 자신의 가슴과 가까워지는 기회가 될 수 있다.

가슴을 진찰하기 가장 적당한 시기는?

현재 한국유방암학회에서는 30세 이상부터 매달 자가 유방 검진을 할 것을 권고하고 있다. 물론 20대 여성 역시 본인의 유방 건강에 관심이 있다면 일찍부터 자가 검진을 해도 좋다. 유방은 우리 몸의 호르몬 분비에 따라 변하는 살아 있는 기관이다. 그렇기 때문에 유방의 변화 주기에 맞춰 일정한 시기에 자가 검진을 시행하는 것이 유방의 자연스러운 변화와 병적인 변화를 착각하지 않는 데 도움이 된다.

자가 검진을 시행하기에 가장 적당한 시기는 월경이 끝난 후 3~7일이다. 월경이 다가올수록 유방 조직은 단단해지기 때문에 월경 전에는 단단해진 유선 조직을 비정상적인 덩어리로 착각할 수 있다. 이러한 유방의 자연스러운 변화 때문에 월경이 끝난 후 자가 검진을 시행하는 것이 유선 조직을 암으로 착각하는 확률을 줄인다.

만일 월경 끝나는 날이 애매하다면 월경 시작일을 기준으로 월경 기간이 긴 편이라면 시작 후 10일, 짧은 편이라면 시작 후 5일에 자가 검진을 시행하면 된다. 폐경 후 여성은 본인이 기억하기 쉬운 날짜를 정해 매달 같은 날짜에 시행하면 된다.

유방 자가 검진하기

많은 경우 유방 검진이라 하면 촉진만을 생각한다. 하지만 유방 자가 검진은 거울을 보고 자신의 유방을 관찰하는 시진과 자신의 유방을 만져 보는 촉진으로 구성된다.

눈으로 관찰하기

시진을 할 때 양쪽 유방의 대칭성부터 시작해서 유두, 유륜, 피부까지 모든 조직을 꼼꼼히 살펴보아야 한다.

> *거울을 보고 하는 유방암 자가 진단법

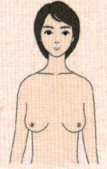 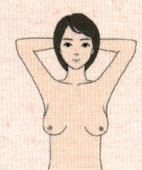 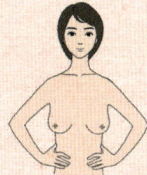

- 양팔을 옆으로 내린 자세를 유지한다.
- 양쪽 유방의 크기, 모양의 대칭성을 비교하고 종괴나 유두 부종, 피부의 이상, 유두 함몰 등이 없는지 관찰한다.
- 양팔을 머리 위로 올린 자세와 허리에 댄 자세를 취한 후 다시 한 번 유방에 이상이 없는지 확인한다.

손으로 만지고 느끼기

바른 자세 취하기 유방을 촉진하는 가장 좋은 자세는 반듯하게 누워서 검사하는 쪽의 팔을 머리 위로 올린 자세이다. 이렇게 하면 중력에 의해 가슴벽이 골고루 잘 펴지기 때문에 작은 혹도 쉽게 만질 수 있다. 하지만 여성 대부분은 따로 시간을 누워서 자신의 가슴을 만지는 것을 번거롭게 생각한다.

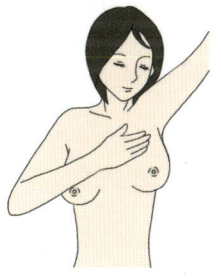
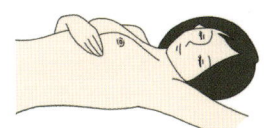

서거나 누운 자세에서 검사하려는 쪽의 팔을 머리 위로 올리고 촉진한다.

많은 경우 샤워를 하는 동안 자가 검진을 시행하는데 서 있는 자세 역시 꼼꼼하게 만진다면 크게 문제가 되지 않는다. 샤워를 하는 중에 자가 검진을 한다면 손에 비눗물을 약간 칠해서 가슴에 윤기를 주면 보다 세심한 진찰에 도움이 된다.

손가락 적절히 사용하기 올바른 자세를 취하고 나면 검사하려는 유방의 반대쪽 가운데 세 손가락의 첫 번째 마디를 이용해 진찰한다. 마치 피부 마사지사가 얼굴을 마사지하듯이 100원짜리 동전 크기의 원을 그리면서 부드럽게 골고루 만져 준다.

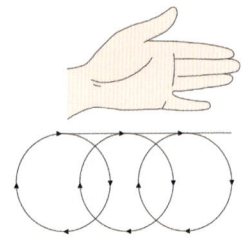

100원짜리 동전 크기의 원을 그리면서 골고루 만지며 마사지한다.

빼놓지 않고 촉진하기 유방 전체를 빼놓지 않으려면 유방을 만질 때 일정한 순서를 익혀야 한다. 유방 조직은 생각보다 넓은 부위에 걸쳐 펴져 있기 때문에 순서를 가지고 꼼꼼히 만지지 않으면 어느 한 부위를 놓치는 반쪽짜리 자가 검진이 될 수밖에 없다. 일반적으로 유두 부위에서부터 시작하여 동심원을 그리며 유방 바깥까지 만진 후 유방 조직이 퍼져 있는 겨드랑이의 위, 안, 옆 쪽까지 만지는 방법을 택한다. 그 외에도 오른쪽에서 왼쪽, 위쪽에서 아래쪽으로 만지는 등 꼼꼼하게 만지기만 한다

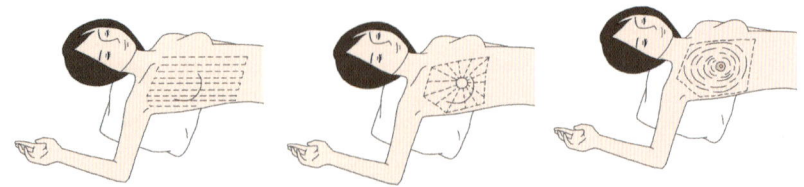

자가 검진을 할 때는 직선, 거미줄 또는 원 방향으로 꼼꼼히 촉진한다.

면 어느 방법을 택해도 좋다. 정해진 유방 촉진의 순서는 없으나 자기만의 순서를 익히는 것이 중요하다.

손가락 강도 조절하기 유방을 꼼꼼하게 만진다는 것은 만지는 범위를 말할 뿐 아니라 깊이도 포함한다. 유방은 피부에서 피하 지방, 근육층까지 깊은 두께를 가지고 있다. 암 덩어리는 어느 층에

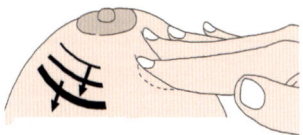

가볍게, 중간 정도로, 아주 세게의 단계로 세 번씩 눌러 준다.

서든 발견될 수 있기 때문에 각각의 층을 모두 만져 주어야 한다. 이를 위해 유방을 만질 때에는 세 가지의 서로 다른 강도의 압력을 이용해야 한다. 각각의 부위를 가볍게, 중간 강도로, 아주 세게 세 번씩 눌러 주도록 한다. 어느 압력에서든 딱딱한 돌출 부위나 덩어리가 만져진다면 반드시 의사와 상의할 필요가 있다.

젖꼭지도 빼놓지 말자

자가 검진 과정의 마지막에는 반드시 젖꼭지에서 분비물이 나오지 않는지 확인하기 위해 유륜을 살짝 짜 본다. 이때 자극에 의해 유즙이 소량 나올 수는 있지만 혈성 분비물이 나온다면 반드시 병원에 가 봐야 한다.

*자가 검진에서
발견되는
적신호들

자가 검진에서 다음과 같은 소견이 관찰된다면 반드시 의사를 찾아가 상의해야 한다.

- 한쪽 유방에만 덩어리가 만져진다.
- 유방이 지난달과 비교하여 부은 듯한 느낌이 든다.
- 유방 피부 한쪽에 함몰 증상이 나타난다.
- 유방 피부가 붉게 변하거나 오렌지 껍질처럼 두껍고 우둘투둘하게 변했다.
- 젖꼭지를 자극했을 때 통증이 심하다.
- 한쪽 젖꼭지가 갑자기 안으로 말려 들어간다.
- 젖꼭지를 자극했을 때 이상한 분비물이 나온다.

Step by step
유방암 자가 진단

1 단계
30세 이상이 되면 한 달에 한 번씩 자가 검진을 한다.

2 단계
의료인의 교육 또는 교육 책자를 통해 정확한 유방 자가 검진법을 익힌다.

3 단계
월경이 끝난 후 3~7일로 매달 자가 검진 시기를 정한다.

4 단계
거울 앞에 서서 유방을 관찰하는 시진과, 눕거나 선 자세에서 자신의 유방을 꼼꼼하게 만지는 촉진을 시행한다.

5 단계
한 달 전에 자가 검진을 했을 때와 비교하여 유방에서 종괴가 만져지거나 유두에서 분비물이 나오는 등의 변화가 나타날 경우 병원을 방문해 전문의의 상담을 받는다.

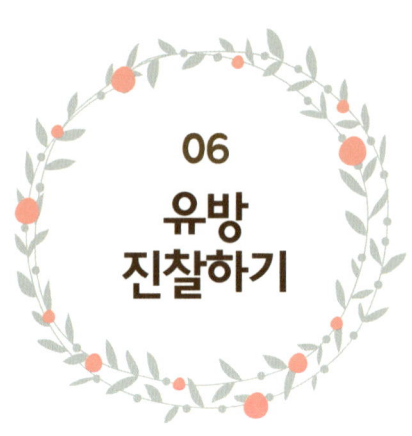

06 유방 진찰하기

🎀 **진료실 이야기**

60세 여성이 한 달 전부터 유방에 혹이 만져진다며 진료실을 찾았다. 여성은 여태껏 건강하게 살아와서 한 번도 유방암 전문 병원에 온 적이 없지만 혹시나 유방암이 걱정되어서 왔다며 유방암 검사를 해 달라고 했다. 여성은 남자 의사에게 진찰은 따로 받고 싶지 않고 유방 초음파만 찍어 달라고 했다.

그렇다면 이 여성의 요청대로 초음파 검사만 하면 여성의 혹이 암인지 아닌지 알 수 있을까?

유방암 검사 과정

검사 과정 따라가 보기
한 달에 한 번 하는 자가 검진 과정에서 또는 우연한 기회에 유방에서 이상 소견을 발견했다면 반드시 유방 전문의에게 진료를 받아야 한다. 별것 아니겠지 하는 생각에, 또는 암일까 두려워서 병원에 가는 것을 망설이는 경우가 있다. 하지만 환자들이 호소하는 대부분의 증상은 암이 아닌 양성 질환인 경우가 많다. 또 혹시 암이라면 하루라도 빨리 진단받고 치료하는 것이 중요하다. 그렇기 때문에 병원에 가 보지도 않은 채 걱정만 하지 말고 용기를 내서 병원에 가야 한다.

자신이 병원에 가서 무슨 검사를 받는지 어느 정도 알아 두면 두려움이 줄어들 수 있다. 지금부터 일반적인 유방암 검사 과정을 따라가 보도록 하자.

진찰하기
의사가 환자의 유방을 보고 만지며 진찰을 하는 과정이다.

영상 검사
유방 촬영과 유방 초음파는 유방암의 기본 검사법이다. 여기에 필요에 따라 MRI와 같은 추가 검사를 할 수 있다.

조직 검사
진찰이나 영상 검사에서 이상 소견을 발견했다면 조직 검사를 받게 된다. 조직 검사 방법에는 세침 흡인 검사, 침생검 검사, 진공 보조 생검 장치를 이용한 조직 검사 등이 있다.

치료 시작

조직 검사에서 유방암을 진단받았다면 병의 상태에 따라 적절한 치료를 시작한다.

질문: 초음파나 조직 검사가 있는데도 유방 진찰을 하는 이유는 무엇인가요?

의학 기술이 발달하면서 유방암 진단을 위한 영상 검사와 조직 검사 기술이 하루가 다르게 발달하고 있습니다. 하지만 아무리 진단 기술이 발달한다고 하더라도 꼼꼼한 유방 진찰은 진단의 시작이자 끝이라고 할 수 있습니다. 유방 진찰은 크게 유방을 눈으로 보고 손으로 만지는 것입니다. 사실 의사의 유방 진찰 방법의 기본 원칙은 자가 검진과 동일하기 때문에 진찰을 받을 때 의사가 어떻게 하는지 잘 보았다가 자가 검진을 할 때 따라 해 보는 것이 큰 도움이 됩니다.

눈으로 확인하기

의사가 눈으로 하는 진찰을 시진이라고 한다. 시진을 할 때는 유방뿐 아니라 겨드랑이, 유방 주위 가슴벽, 유두까지 꼼꼼하게 관찰한다. 시진의 기본 자세는 앉은 자세이다. 앉은 상태에서 의사는 양쪽 유방의 크기와 모양이 대칭적인지, 피부에 이상 소견은 없는지, 유두가 움푹 들어간 함몰이 보이지는 않는지, 겉으로 보이는 이상 덩어리는 없는지 꼼꼼하게 살핀다.

*의사가 유방을 시진할 때 살펴보는 것들

- 유방의 크기
- 양쪽 유방의 대칭성
- 유방의 모양 : 덩어리의 유무, 유방의 함몰, 평평해진 유방 표면
- 유륜 : 유륜 색깔 변화
- 피부 : 피부 변화, 두꺼워진 유방의 표면, 부은 유방, 표면 혈관 모양의 변화
- 유두 : 크기와 모양의 변화, 유두의 방향 변화, 궤양처럼 팬 유두 표면, 유두 분비물의 유무

눈여겨볼 이상 신호들

짝짝이 유방

양쪽 유방 크기가 다르다고 무조건 비정상은 아니다. 만일 유방 크기가 원래부터 달랐다면 크게 걱정할 필요는 없다. 하지만 수개월 사이에 갑자기 유방 크기가 달라졌다면 주목할 필요가 있다. 양성 종양이나 암 덩어리 때문에 한쪽 유방만 비대칭적으로 크게 변할 수 있으므로 반드시 확인이 필요하다.

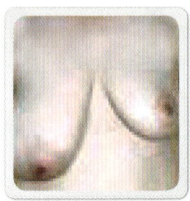

비대칭 유방

피부가 움푹 들어간 유방

유방에 생긴 혹이 피부나 유방을 지탱해 주는 쿠퍼씨 인대를 침범하게 되면 피부가 움푹 들어가는 피부 함몰 증상이 나타난다. 대부분 양성 종양에 의해 나타나는 현상이지만 만일 유방암이 피부에 직접적으로 침범하여 생긴 경우에는 예후가 나쁠 수 있으므로 반드시 추가 검사가 필요하다.

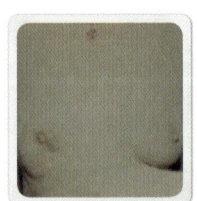

피부가 함몰된 유방

부어오른 유방

피부가 부어오르는 피부 부종은 흔하게 관찰할 수 있는 소견 중 한 가지다. 피부 부종은 주로 유방 주위를 순환하는 림프액이 다니는 길인 림프

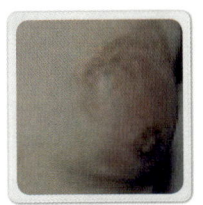

유방 피부 부종

관이 막히면서 생긴다. 림프액이 막힐 수 있는 병은 유방의 염증에서부터 겨드랑이 림프절 질환, 유방암의 림프절 침범 등 매우 다양하다. 만일 피부가 부종과 함께 붉게 변했다면 염증을 의심해야 한다. 염증성 부종은 유방 피부의 감염뿐 아니라 염증성 유방암에서도 생길 수 있다. 특히 유방 전체가 붉게 부어오르는 데도 통증이나 발열이 없다면 반드시 염증성 유방암을 의심해 볼 필요가 있다.

유두 함몰

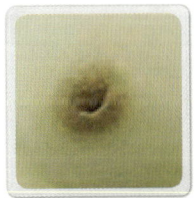

유두 함몰

유두 함몰은 젖꼭지가 안으로 말려 들어가는 증상으로 반드시 증상이 발생된 시기를 확인하는 것이 중요하다. 선전석으로 생긴 유두 함몰은 함몰 부위에 염증이 잘 생기고 수유에 어려움이 있긴 하지만 유방암과는 관련이 없다. 그러나 갑자기 한쪽 가슴에 발생한 유두 함몰은 유방암과 관련이 있을 수 있으므로 진찰이 필요하다.

만져서 확인하기

유방을 꼼꼼하게 살펴보았다면 그 다음은 만져서 진찰할 차례이다. 유방을 만지면서 진찰하는 것을 촉진이라고 한다. 시진과 달리 촉진은 누운 자세에서 시행하는 것이 좋은데 누운 자세에서는 유방 조직이 흉벽을 따라 골고루 퍼지기 때문에 전체 유방을 세밀하게 만지면서 진찰하는 데 도움이 된다. 의사는 검사하고자 하는 유방의 반대쪽에 서게 되는데 이 자세가 겨드랑이 쪽과 몸 바깥쪽에 위치한 유방을 진찰하기 쉽다. 촉진하는 방법은 정해진 원칙은 없고 의사의 편의에 따라 안쪽에서 바깥쪽, 시계 방향, 위에서 아래 방향 등으로 진행한다.

만져서 무엇을 찾아내야 할까?

촉진을 할 때는 우리 손가락 중에서 가장 예민한 가운데 세 손가락을 사용하여 다양한 강도로 누르며 문지른다. 이렇게 손가락을 이용해 탐지해야 할 가장 중요한 대상은 바로 덩어리이다. 정상 유방 조직도 경우에 따라 단단한 덩어리가 만져질 수 있는데 이런 경우 덩어리와 정상 유방 조직을 구분하는 것은 쉬운 일이 아니다. 비정상적인 덩어리의 경우 단단한 질감이 어느 한 부위에만 고정되어서 만져지고, 주변 조직과 확실히 감촉이 다르다. 만일 유방 전체가 하나의 덩어리처럼 만져진다면 정상 유방 조직이 단단해졌을 가능성이 높다. 덩어리가 정상 유방 조직일 가능성이 높다면 덩어리의 위치, 크기, 단단한 정도 등을 기록해 두었다가 월경 주기에 따라 다시 병원에 방문해 유방에 변화가 있는지 살펴보아야 한다.

진찰만으로 암을 구별할 수 있을까?

섬유선종처럼 특징적인 양성 종양의 경우 만져 보는 것만으로도 어느 정도 이 덩어리가 악성인지 양성인지 구분할 수 있다. 하지만 진찰로 어느 정도 감을 잡았다 하더라도 정상 유방 조직이 아닌 덩어리라는 확신이 있을 때에는 유방 촬영술이나 초음파와 같은 추가 검사로 반드시 확인할 필요가 있다.

정보 제공을 망설이지 말자

의사가 아무리 꼼꼼하게 유방을 만진다고 해도 아주 작은 덩어리들을 놓칠 수 있다. 꼼꼼하게 자가 유방 진단을 하는 여성의 경우 의사도 놓치고 지나가는 덩어리를 포착해 낼 수 있기 때문에 자가 진단을 할 때 만져진 덩어리에 대해 의사에게 알려 주면 큰 도움이 될 수 있다.

젖꼭지는 왜 만져 보는 건가요?

유방을 진찰하는 과정에서 의사가 유두를 누르거나 짜 보는 것을 당혹스럽게 생각하는 환자들이 있다. 하지만 한쪽 구멍에서 나오는 분비물은 유방암의 증상일 수 있기 때문에 촉진 과정에서는 반드시 젖꼭지를 누르고 짜서 분비물이 나오지 않는지, 분비물이 나온다면 어느 구멍에서 나오는지, 분비물의 색깔은 어떤지 확인해 봐야 한다.

겨드랑이 진찰하기

촉진에는 겨드랑이가 포함된다. 겨드랑이에는 유방 주위의 림프절이 분포하는 부분이다. 긴장을 푼 상태에서 환자의 팔을 의사의 손에 받치고 반대쪽 손을 환자의 겨드랑이 깊숙히 넣어 가슴벽을 따라 눌러본다. 물론 겨드랑이에서 림프절이 만져진다고 무조건 암은 아니다. 단순한 염증만으로도 림프절을 만질 수 있는데 1cm 이하의 부드러운 림프절이 양쪽 겨드랑이에서 똑같이 만져진다면 단순한 염증일 가능성이 높다. 반대로 1cm 이상의 단단한 림프절이 한쪽 겨드랑이에서만 만져진다면 반드시 추가적인 암 검사가 필요하다.

Step by step
유방암 진찰

1 단계
유방에 어떤 이상이 생겼는지 의사에게 설명한다.

2 단계
피부나 유두에 이상이 없는지, 유방이 비대칭은 아닌지 의사가 눈으로 관찰하는 시진을 받는다. 이때 자신이 평소에 이상하다고 느낀 것이 있다면 이야기한다.

3 단계
의사가 유방 전체를 꼼꼼하게 만지면서 관찰하는 촉진을 받는다. 마찬가지로 평소 이상하다고 느낀 것이 있다면 이야기한다.

4 단계
의사의 진찰 결과에 따라 적당한 다음 검사를 받는다.

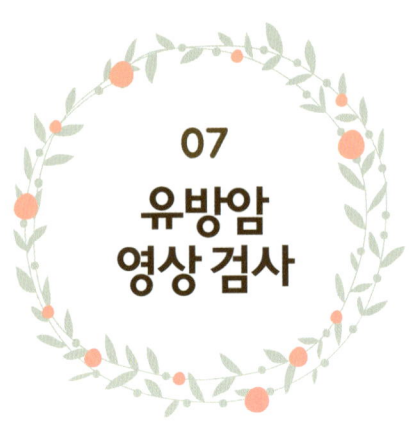

07 유방암 영상 검사

🎀 진료실 이야기

42세 여성이 유방암 검사를 받기 위해 진료실을 찾았다. 여성은 2개월 전부터 한쪽 유방에서 핏빛 분비물이 나오고 유두 옆으로 작은 덩어리가 만져진다고 했다. 진찰 결과 유방암이 의심되는 소견이 보여 영상 검사를 진행하기로 했다. 여성은 이전에 건강 검진을 받을 때 유방 촬영술 검사는 무척 아팠고 결과에서 치밀 유방이 나와서 초음파 검사를 하라고 하는 이야기를 들었다며 유방 촬영술은 받지 않겠다고 했다.

이 여성의 말대로 유방 촬영술은 받지 않아도 되는 걸까? 유방암이 의심될 때 꼭 필요한 영상 검사에는 어떤 것이 있을까?

영상 검사

유방 진찰이 끝나고 나면 다음으로 영상 검사를 시행한다. 유방 진찰이 눈으로 유방의 겉을 보고, 손을 통해 속을 파악하는 과정이라면 영상 검사는 유방의 속모습을 사진으로 관찰하는 방법이다.

가장 대표적인 영상 검사로는 유방 촬영과 유방 초음파가 있는데 두 검사는 장단점이 서로 다르기 때문에 검사 목적에 따라 필요한 검사를 선택하거나 경우에 따라 두 가지 검사를 모두 시행한다. 유방 촬영과 유방 초음파 외에도 흔하게 시행하지는 않지만 유방 MRI나 CT와 같은 검사가 있다.

유방 촬영술

유방 촬영술은 유방암 검사에서 가장 많이 쓰이고 가장 효과적인 방법으로 알려진 검사법이다. 의사의 진찰에서 유방에 이상한 혹이 만져질 때 시행하는 바로 다음 단계가 유방 촬영술이라고 보면 된다. 혹은 1cm 이상이 되어야 진찰을 통해 만질 수 있지만 유방 촬영술은 0.5cm의 만져지지 않는 혹도 잡아낼 수 있다.

유방 촬영 시
가슴 압박이 느껴지는 이유

3차원의 구조를 2차원에 담기
유방이라는 3차원 구조를 X선이라는 2차원 구조로 재구성하는 것이 유방 촬영술이다. 3차원 공간에서 서로 겹쳐지는 여러 구조들이 2차원 공간 안에서 마구 섞여서 보일 수 있기 때문에 유방을 최대한 펼칠수록 겹치는 구조에 의한 오류가 줄어들게 된다.

방사선 노출 시간 줄이기
유방이 얇게 펴지면 그만큼 단시간에 촬영할 수 있기 때문에 유방에 가해지는 방사선 조사량도 줄일 수 있다.

미세한 흔들림 줄이기
사진과 마찬가지로 유방 촬영술도 최대한 피사체의 흔들림이 적을수록 좋은 영상이 나온다. 유방이 얇게 펴져 판에 붙게 될수록 유방의 미세한 움직임이 줄어든다.

**질문: 유방 X선 사진은
선 채로 가슴만 찍는 검사 아닌가요?**

유방 X선 사진도 흉부 X선 사진처럼 가만히 서서 찍는 줄 알고 있는 경우가 많은데 유방 촬영술은 사실 그것보다 조금 더 힘든 검사입니다. 유방은 지방 조직으로 두껍게 덮여 있고 모양, 크기, 밀도가 사람마다 달라 이상이 있는지 없는지를 확실히 알 수 있는 뚜렷한 사진을 얻는 것이 쉽지 않습니다. 그렇기 때문에 유방을 압박판 사이에 넣은 채로 최대한 얇게 펴서 병변이 잘 보이도록 찍습니다. 사실 유방을 최대한 얇게 펴는 과정이 경우에 따라서는 거부감이 들고 통증을 유발할 수 있지만 그렇게 하지 않으면 기껏 촬영하고도 많은 정보를 얻지 못하기 때문에 환자의 적극적인 참여가 중요한 검사입니다.

유방 촬영실 엿보기

탈의실에서 가운을 입고 검사실 안으로 들어가면 유방 촬영 기계가 기다리고 있다. 촬영 기사의 도움을 받아 몸을 촬영기 금속판에 기댄 상태에서 유방을 압박판 위에 올려놓으면 위에서 다른 압박판이 내려온다. 유방은 위아래 압박판 사이에 말 그대로 찌부러지게 되는데 이때 최대한 얇게 유방을 펴는 것이 관건이다. 준비가 다 끝나면 촬영 기사가 촬영실 안으로 들어가 촬영을 한다.
이때 기본적으로 수직 사진 한 장, 비스듬한 옆 사진 한 장을 양쪽으로 찍는다. 이렇게 4장을 찍는 이유는 한 각도에서만 찍으면 놓치게 되는 애매한 위치의 혹을 잡아내기 위해서이다. 물론 기본 사진은 4장이지만 진찰 상에서 혹이 만져지는 부위가 겨드랑이처럼 잘 보이지 않는 곳에 있다면 그 위치에 맞춰서 더 촬영한다.

* 유방 촬영술과 관련한 흔한 궁금증들

유방 촬영술은 엄청 아프다던데 걱정돼서 못하겠어요. 그냥 초음파만 하면 안 될까요?

우리나라 여성은 서양 여성과 다르게 유방에 지방 조직보다 유선 조직이 많기 때문에 유방 촬영을 할 때 유방을 압박하게 되면 통증이 많이 발생합니다. 또 유선 조직이 많은 치밀 유방의 경우 유방 촬영을 한 후 추가로 유방 초음파를 시행해야 하는 경우도 많아 유방 촬영술을 기피하고 초음파 검사만 하고 싶어 하는 여성이 많습니다.

하지만 두 가지 검사 모두 유방암 검사라고 하더라도 서로 성격이 다른 검사이기 때문에 유방 초음파가 유방 촬영술을 완전히 대체할 수는 없습니다. 유방 초음파 검사는 주로 단단한 혹이나 낭종을 발견하고 감별하는 데 이용되며, 유방 촬영술은 혹과 미세 석회화를 발견하는 데 유용합니다. 특히 미세 석회화는 초음파 검사에서는 보이지 않고 유방 촬영술에서만 관찰되는 독특한 소견이며 유방암을 진단하는 데 중요한 단서가 될 수 있습니다. 뿐만 아니라 여성의 유방은 나이가 들면서 유선 조직이 감소하고 지방 조직이 증가하게 되는데 이러한 지방 조직이 많은 유방은 유방 초음파보다 유방 촬영술이 유방암 진단에 더 큰 도움이 됩니다.

방사선에 많이 노출되면 유방암에 걸린다는데 유방 촬영술을 하다가 유방암에 걸리는 것은 아닐까요?

방사선 노출이 유방암의 위험인자 중 한 가지인 것은 사실입니다. 실제로 히로시마 원자 폭탄 투하 지역에 있었던 여성이나 가슴 부위에 방사선 치료를 받은 여성들에게서 유방암이 더 많이 발생한 것이 연구를 통해서도 밝혀졌습니다. 하지만 현재 사용되고 있는 유방 촬영 기계는 노출되는 방사선양을 최소화하고, 영상의 해상도를 높이기 위한 끊임없는 노력을 통해 만들어진 기계입니다. 그렇기 때문에 유방 촬영 기계로 한 번 유방 촬영을 하면서 받게 되는 방사선의 양은 극히 소량입니다. 결론적으로 유방 촬영을 통해 암을 잡아낼 수 있는 확률과 유방 촬영을 하면서 받게 되는 방사선 때문에 유방암에 걸릴 확률을 따져 본다면 당연히 유방 촬영을 하는 게 더 이득이 된다고 볼 수 있습니다.

유방 촬영에서 이상이 없으면 안심해도 되는 건가요?

유방 촬영술은 유방암 검사의 기본이지만 완벽한 검사는 아닙니다. 압박판 사이에 포함된 부분만 사진 상에 나타나기 때문에 겨드랑이라든지 유방 가장자리 부분처럼 사각지대는 이상이 있어도 간혹 유방 촬영 사진 상에서 놓치게 되는 경우가 있습니다. 특히 유방이 작거나 유선 조직이 많은 치밀 유방의 경우는 오류가 날 가능성이 높아지는데 이때는 유방 초음파를 같이 시행하는 것이 도움이 됩니다. 초음파 검사를 할지는 의사가 진찰과 유방 촬영술 사진을 본 후 환자와 상의해서 결정하게 됩니다.

사진에서 볼 수 있는 것들

사진 판독하기

사진을 찍었으면 이제 판독할 차례이다. 유방암 전문의나 사진을 전문적으로 판독하는 영상 의학과 의사가 유방 촬영 사진을 통해 최대한 많은 정보를 얻어 낸 후 환자에게 전달한다.

혹이 있는지?

사진에서 가장 먼저 확인할 것은 혹의 유무이다. 혹은 보통 둥근 흰색의 덩어리로 보인다. 혹이 보인다고 해서 무조건 암은 아니다. 사진에서는 겉으로 유방을 보거나 만지는 것보다 혹의 실체를 좀 더 자세히 확인할 수 있다. 혹이 둥글고 매끄럽다면 양성 혹일 가능성이 높고, 반대로 혹이 불규칙적이거나 삐죽삐죽하다면 암일 가능성이 높다.

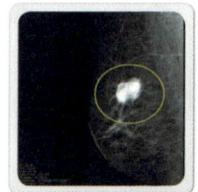

유방 촬영술에서 관찰되는 유방암

림프절이 있는지?

단순 림프절염이나 결핵성 림프절염 등 여러 가지 경우에 겨드랑이의 림프절이 커질 수 있다. 문제는 유방암에서도 겨드랑이 림프절이 커질 수 있다는 사실이다. 드물게 유방에 특별히 보이는 덩어리가 없는데도 겨드랑이 림프절만으로 유방암을 진단받게 되는 경우도 있다.

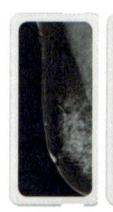 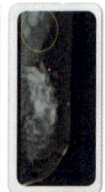

유방암 환자에게 겨드랑이 림프절이 커진 모습

석회화는 없는지?

석회화는 유방 사진에서 마치 석회 가루를 뿌려 놓은 것처럼 하얗게 보이는 것을 말한다. 석회화는 덩어리가 아니기 때문에 진찰 상에서는 보이지 않고 유방 촬영 사진에서 가장 잘 보인다. 석회화는 암과 관련되어 있을 수 있기 때문에 유심히 보아야 한다. 석회화가 보인다고 해서 무조건 암은 아니다.

나이가 들면
유방에 칼슘이 쌓인다

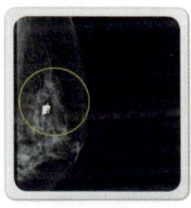

섬유선종 환자에서 관찰되는 양성 석회화의 모습

유방 사진에서 보이는 석회화 중 80%는 단순히 나이가 들면서 생기는 노화 현상이다. 나이가 들면 혈관벽에 칼슘이 쌓이거나 유방의 지방 세포가 죽는데, 이런 산물이 사진 상에서 석회화로 보인다. 또 섬유선종에 혹을 이루는 세포 중 일부가 죽으면 석회화가 생길 수 있다. 이런 노화 현상이나 양성 혹과 관련된 석회화는 정기적으로 사진을 찍어서 관찰하면 된다.

석회 속에 숨어 있는 암세포를 찾아내자

암세포가 미친 듯이 분열하다 보면 영양 공급을 충분히 받지 못하는 세포가 생기면서 일부 세포가 죽게 되는데 이런 죽은 세포들이 모여서 석회화를 이룬다. 유관 상피내암의 경우 만져지는 혹이나 다른 증상이 없어도 무려 72%에서 X선 사진 상에 석회화가 나타난다. 그만큼 유방 촬영에서 석회화를 잡아내는 것이 중요하다. 암과 관련해서 나타나는 석회화는 몇 가지 특징이 있는데 석회 가루들이 모여 있을수록, 크기가 작을수록, 모양이 다양할수록 암의 가능성이 높다. 또 선 모양이나 가지 모양으로 하얗게 보이는 석회가 나타나면 암을 의심해 보아야 한다.

확대 유방 촬영술

석회화 소견을 명확하게 보기 위해서 확대 유방촬영술을 시행한다. 확대 유방 촬영술은 일반 유방 촬영술에 돋보기 렌즈를 접목시켜 확대해서 보는 방법인데, 석회가 악성인지 아니면 양성인지를 감별하는 데 도움을 준다.

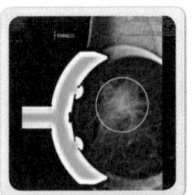

미세 석회화 부위를 확대해서 촬영한 모습

내 유방은 무슨 그룹일까?

환자의 사진은 0군에서 6군까지 분류한 체계 중 한 군에 속하게 되는데 몸에 등급을 나눈다는 사실에 불쾌함을 느낄 수 있다. 하지만 사진의 군을 분류하는 것은 앞으로 어떻게 검사하고 치료해 갈 것인지에 대한 길을 찾는 방법이기 때문에 매우 중요하다. 특히 유방 초음파나 MRI와 같은 영상 검사 결과에도 적용할 수 있고 환자가 무슨 군에 속하는지에 따라 유방암일 확률을 어느 정도 예상할 수 있기 때문에 환자 상태를 정확히 파악하는 데 큰 도움을 준다.

0군
검사 소견만으로는 유방에 대한 정확한 진단이 어려워 추가 검사가 필요한 상태이다.

1군
1군은 정상 유방으로 매년 정기적인 추적 관찰만 하면 된다.

2군
섬유선종이나 석회화가 보이기는 하지만 거의 100% 암이 아닌 것으로 보이는 경우로 매년 정기적인 추적 관찰을 하면 된다. 1군과 마찬가지로 정기적인 유방암 검진만 받으면 충분하다.

3군

암인지 양성인지 모호하지만 암이 아닐 가능성이 98% 이상일 경우를 말한다. 이 경우 바로 추가 검사를 하지 않고 6개월 후에 다시 유방 촬영을 해서 변화를 살펴본다. 환자 입장에서는 가장 불안한 것이 3군이다. 정상도 아니고 그렇다고 바로 조직 검사를 하는 것도 아닌 상태에서 6개월이나 기다려야 하니 답답하고 불안할 수밖에 없기 때문이다. 하지만 3군에 속하는 유방을 정기적으로 추적 관찰해서 암으로 판명이 나는 경우는 2%에 불과하다. 혹시라도 암이 생길까 주의 깊게 보기 위해 6개월 후 다시 검사를 하는 것이므로 병을 키우는 것은 아닐까 고민할 필요는 없다. 2년 동안 6개월에 한 번씩 검사한 후에 특별히 이상이 없다면 그 후에는 정기적인 유방 검진을 받는 것만으로 충분하다.

4군

유방암의 전형적인 소견은 아니지만 암의 가능성이 있는 경우(3~94%)를 말한다. 이 경우에는 바로 추가 조직 검사를 받게 된다.

5군

유방암일 확률이 95% 이상으로 암이 거의 확실해서 반드시 추가 암 진단과 치료를 시작해야 하는 경우를 말한다.

6군

이미 조직 검사 등을 통해 유방암이 확진된 상태를 말한다.

유방 초음파

유방 초음파는 초음파를 이용해 유방을 관찰하는 검사법이다. 초음파는 물질의 밀도 차이에 의해 음파가 반사되는 정도가 달라지는 성질을 이용한 영상 진단 방법이다. 초음파 검사법은 같은 혹이라고 하더라도 그 혹이 암세포로 채워진 덩어리인지 물로 채워진 낭종인지 혹의 성질을 파악하는 데 도움이 된다. 진찰과 유방 촬영술은 유방 검사의 기본이고 유방 초음파는 이 두 가지만으로 부족한 10%를 채워 주는 역할을 담당한다.

어떤 경우에 도움이 될까?

유방 촬영에서 애매한 결과가 나왔을 때 유방 촬영 사진 상에서는 혹이 있는지 없는지, 혹 모양이 험악해서 악성이 의심되는지 아닌지 구분할 수 있다. 하지만 혹 안에 물이 들었는지 아니면 세포 덩어리가 있는지 구분하는 데는 한계가 있다. 초음파는 밀도의 차이에 따라 음영이 다르게 나타나기 때문에 혹 안에 들어 있는 성분을 밝혀내는 데 큰 도움을 준다. 같은 단단한 세포로 채워진 혹에서도 악성과 양성을 구분하는 데 유방 촬영술보다 더 많은 정보를 줄 수 있다. 그렇기 때문에 유방 촬영술 결과가 악성인지 아닌지 애매한 경우 유방 초음파를 추가로 시행해 도움을 받을 수 있다.

유방 크기가 너무 작거나 치밀 유방이어서 유방 촬영 사진이 미흡할 때 젊은 여성의 유방은 지방 조직의 양이 적고 주로 유선 조직이 많은 경향이 있다. 초음파에서는 유선 조직은 흰색이나 회색으로 보이는 반면 혹은 검은 덩어리로 보이기 때문에 둘 다 흰색으로 보이는 유방 촬영 사진과 달리 유선 조직 속에 묻혀 있는 혹도 잘 보인다.

임산부와 수유 중인 여성 임신 중이거나 수유 중이어서 방사선에 노출되는 유방 촬영을 받기 힘든 여성들은 유방 초음파가 좋은 대안이 될 수 있다. 특히 수유 중인 여성의 경우에는 젖을 만들어 내기 위해 유선 조직들이 최대한 많아진 상태이기 때문에 유방 사진을 찍는다 해도 큰 도움이 되지 않는다. 만약 유방 초음파 상에서 정상 소견을 보이거나 단순 낭종만 관찰되거나 양성 종양만 보이는 경우에는 더 이상 추가 검사를 하지 않아도 된다. 하지만 초음파 상에서 혹이 제대로 보이지 않는다거나 악성 종양이 의심될 때에는 반드시 추가적으로 유방암 검사를 받아야 한다.

유방 확대술을 한 여성 유방 확대술을 받은 여성도 유방암 검진의 기본은 유방 촬영이지만 삽입물을 넣은 위치나 종류에 따라 유방 촬영술 사진에서 유방 조직이 잘 보이지 않는 경우가 있다. 유방 촬영 사진이 불충분한 경우 추가로 유방 초음파 검사를 해서 충분한 정보를 얻을 수 있다.

유방 자기 공명 영상(MRI)

유방 자기 공명 영상(MRI)은 최근 들어 점차 늘어나고 있는 검사법이다. 하지만 고가이고 양성 유방 질환과 유방암이 구분되지 않는 경우도 있어 유방암 검사를 위한 초기 검사로는 적당하지 못하다. 또 MRI 상에서 혹이 보인다고 하더라도 정확히 어디에 위치하는지 알기 어렵고, 악성이 아닌데도 악성처럼 보이는 경우도 상대적으로 높다. 그렇기 때문에 유방 MRI는 필수 검사가 아닌 선택 검사로 시행하게 된다.

수술 계획 세우기

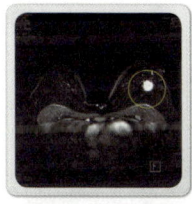

유방 MRI 상에서 보이는 유방암

MRI가 유방암인지 아닌지 진단하는 초기 검사로는 적당하지 않지만 이미 유방암이 진단된 사람에게서 암이 조직을 침범한 정도를 파악하는 데 큰 도움을 줄 수 있다. 따라서 유방 MRI를 통해 암이 유방을 침범한 범위나 반대쪽 유방의 침범 여부를 확인하여 수술 계획을 세우는 데 도움을 준다.

항암 화학 치료 효과 판정하기

유방암 환자가 항암 화학 치료를 하는 경우 치료 전과 후의 MRI 사진을 비교하여 치료 효과를 판단할 수 있다.

유방암 치료 후 재발 여부 확인하기

유방암 수술이나 방사선 치료를 받은 환자에게는 유방 조직에 섬유화 같은 흉터 반응이 나타나는데 이런 흉터와 유방암 재발이 잘 구분되지 않을 수 있다.

MRI는 이런 치료 후 흉터 반응과 재발성 유방암을 구분하는 데 도움이 된다. 그리고 유방 절제술을 받아 유방이 없어 유방 촬영술이나 초음파를 받기 어려운 환자의 재발 유방암 발견에도 도움을 준다.

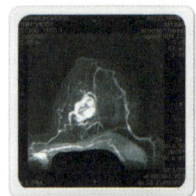
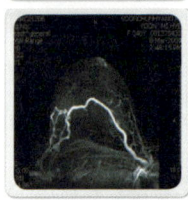

위: 항암 치료 전 MRI 사진
아래: 항암 치료 후 MRI 사진

유방 확대술을 받은 여성의 유방암 검진하기

실리콘이나 파라핀을 주입한 유방은 유방 촬영술이나 초음파 영상만으로 유방암이 생겼는지 확실히 알 수 없는 경우가 종종 있다. 이런 경우 도움을 줄 수 있는 검사 방법이 바로 유방 MRI이다. 암 진단뿐 아니라 유방 삽입물이 파열되지 않았는지 확인하는 데도 도움이 된다.

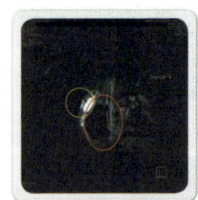

유방 확대술을 받은 여성에게 생긴 유방암의 유방 MRI 사진(노란 원: 유방암, 붉은 원: 삽입물)

Step by step
유방암 영상 검사

지금까지 본 것처럼 유방에 이상 소견이 있는지 사진으로 확인하는 영상 검사 방법은 매우 다양하기 때문에 어떤 상황에 어떤 검사라는 수학 공식 같은 정답은 없다.

어떤 검사를 받을지는 의사가 환자를 진찰하여 판단하게 되겠지만 중요한 것은 어떤 검사 방법이든 생각보다 간단하기 때문에 두려워할 필요는 없다는 사실이다.

유방암 영상 검사 방법의 종류

- 유방 촬영술
- 유방 초음파
- 유방 MRI
- 유방 CT

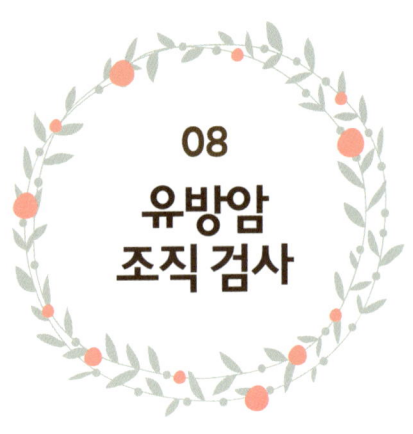

08 유방암 조직 검사

진료실 이야기

40대 여성이 자신의 어머니에 대해 상담받기 위해 혼자 진료실을 찾았다. 여성의 어머니는 70세로 2개월 전부터 유방에 작은 혹이 만져져 개인 병원을 내원해 유방 촬영술을 받았다. 의사는 큰 병원에서 조직 검사를 받아 봐야겠다고 진단했지만 여성의 어머니는 이미 충분히 살았기 때문에 유방암이라고 하더라도 치료를 받지 않을 것이므로 조직 검사를 받지 않겠다고 주장했다. 결국 여성은 어머니를 병원에 모시고 오지 못하고 혼자 방문하게 되었다. 여성은 어머니가 꼭 조직 검사를 해야 하는 것인지, 조직 검사를 하지 않고 덩어리의 정체를 알 수 있는 방법은 없는지 물었다.

여성의 어머니는 정말 유방암일까? 유방암이 의심되는 환자에게 조직 검사는 왜 필요한 걸까?

유방암 조직 검사

"조직 검사를 받아 봐야겠습니다."라고 의사가 말하는 순간 환자와 보호자는 순식간에 불안에 휩싸인다. 검사를 받는 날까지 한숨도 못 잤다는 사람도 있고, 검사 결과가 나올 때까지 마치 사형 선고를 기다리듯 온 가족이 숨죽여 걱정하는 경우도 있다. 심지어 조직 검사를 받아야겠다는 말을 듣는 순간 스스로 자신을 암 환자라고 단정 짓고 모든 검사를 거부하는 경우도 있다. 조직 검사는 무서운 검사도 아니고, 조직 검사를 한다고 해서 무조건 유방암도 아니다. 물론 유방암이 강력히 의심되는 경우에는 조직 검사를 하지만 양성 유방 질환과 유방암을 확실히 구분하기 위해서, 또 양성 유방 질환이 의심될 때 진단 및 치료의 목적으로 혹을 떼어 낼 겸 조직 검사를 하는 경우도 있다.

유방암 조직 검사의 종류

세침 흡인 세포 검사
세침 흡인 세포 검사는 가는 주사 바늘로 병이 의심되는 부위를 찔러 세포를 확인하는 검사법이다. 바늘로 빨아들인 세포 조각을 현미경을 통해 관찰해 암이 아닌지 확인한다.

세침 흡인 세포 검사는 특별한 마취가 필요 없고 주사 맞는 정도의 통증밖에 없을 뿐더러 흉터도 남지 않는다. 조직 검사 중에서도 가장 간단한 검사여서 환자들이 가장 부담을 갖지 않는 검사법이기도 하다. 만일 유방에 생긴 덩어리가 낭종, 물혹 덩어리라면 단순히 주사기를 넣어 빨아들이는 것만으로 진단과 동시에 치료까지 할 수 있다.

세침 흡인 세포 검사는 결정적인 단점이 있는데 바로 이 검사만으로는 확실한 진

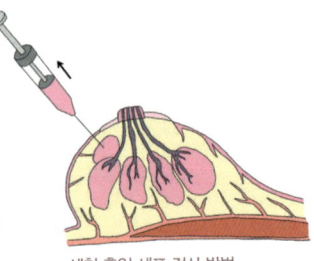

세침 흡인 세포 검사 방법

단이 어렵다는 사실이다. 한마디로 세침 흡인 세포 검사에서 암이 나오지 않는다고 하더라도 100% 암이 아니라고 확신할 수 없다. 또한 세침 흡인 세포 검사만으로는 충분한 양의 세포를 얻기가 힘들기 때문에 암이 의심된다 아니다 정도의 진단만 가능하지 구체적으로 어떤 암인지, 얼마나 조직을 침범했는지 등은 알 수 없다. 그렇기 때문에 세침 흡인 세포 검사는 주로 만져지는 혹을 진단하거나, 혹이 물혹인지 고형 혹인지를 감별하기 위한 제한적인 목적으로만 사용된다.

침생검 검사

침생검 검사는 마치 총처럼 생긴 바늘이 장착된 기구를 이용해 조직을 뜯어내는 방법이다. 세침 흡인 세포 검사보다는 굵은 바늘을 사용하기 때문에 피부에 국소 마취를 하고 작은 수술용 칼로 2~3mm 정도의 피부를 절개한 후 바늘을 집어 넣어 조

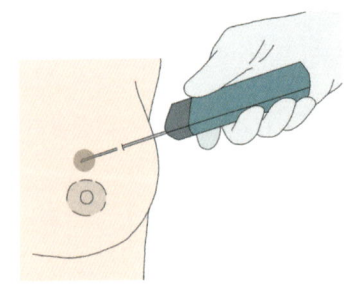

침생검 검사 방법

직을 뜯어낸다. 검사 중에는 총소리가 나고 가슴이 뻐근한 느낌이 들어

환자들이 두려움을 느끼는 경우가 많은데 조직을 뜯어내는 소리이기 때문에 걱정할 필요는 없다. 침생검 검사는 세침 흡인 세포 검사보다 많은 양의 세포를 얻을 수 있고 세포를 둘러싸고 있는 조직까지 얻을 수 있기 때문에 정확한 진단을 할 수 있는 장점이 있다.

절개 생검과 절제 생검

만일 세침 흡인 세포 검사나 침생검 검사를 했는데 충분한 조직을 얻을 수 없거나 진단이 애매하게 나오는 경우에는 수술장으로 들어가 절개 생검이나 절제 생검을 하게 된다. 절제 생검은 혹 전체를, 절개 생검은 혹의 일부를 잘라 내는 검사법이다. 절제 생검은 수술 범위가 크지만 혹 전체를 들어내는 만큼 정확한 진단이 가능하다.

*침생검 검사 후 체크하기

❶ 수술용 칼로 피부를 절개한 부분에 붙인 반창고는 수술 후 4~5일이 지나 떼어 내면 대부분의 경우 흉터 없이 잘 아문다.
❷ 검사 후 출혈을 예방하기 위해 검사 부위를 압박 붕대로 감는다.
❸ 조직 검사 후 가슴에 피멍이 들 수 있는데 얼음 주머니로 유방을 찜질해 주면 피멍이 빨리 없어지는 데 도움이 된다.
❹ 목욕은 검사 후 1~2일이 지나면 할 수 있다.
❺ 검사 후 피멍이 든 부위가 아물지 않고 점점 더 부어오르거나, 검사 부위에서 피가 스며 나오면 바로 병원을 찾아야 한다.

만일 양성 종양인 경우에는 진단을 하는 동시에 혹까지 완전히 제거하는 효과를 얻을 수 있다. 검사 결과 상에서 암이 나왔지만 혹의 경계 부위에 암이 침범하지 않았다면 2차 수술이 필요 없을 수도 있

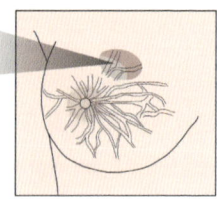

절제 생검 방법

다. 절개 생검은 혹이 너무 커서 다 잘라 내기 힘들거나 혹을 다 잘라 낼 필요가 없는 경우, 혹 전체를 잘라 내는 것이 수술을 할 때 오히려 방해가 된다고 생각될 경우, 혹의 크기가 커서 우선 진단만 하고 수술 전에 항암 방사선 치료를 받을 계획이 있는 경우 등에 시행하게 된다. 3~5cm 정도의 흉터가 남는다.

진공 보조 생검 장치를 이용한 조직 검사

진공 보조 생검 장치, 일명 맘모톰은 진공의 도움으로 유방 조직을 채취하거나 종양 자체를 떼어 내는 기계를 부르는 이름이다. 부분 마취만 한 상태에서 초음파 화면을 보면서 조직 검사를 할 부위에 바늘을 찔러 넣고 한 번에 여러 개의 큰 조직을 얻어 낸다. 맘모톰은 세침 흡인 세포 검사나 침생검 검사보다 더 충분한 양의 조직을 얻을 수 있으면서 절개 생검이나 절제 생검보다 작은

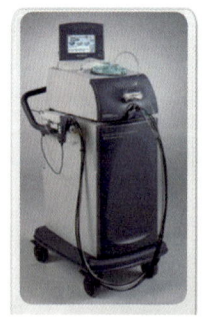

진공 보조 생검 장치, 맘모톰

3~5mm 정도의 작은 상처만 남는다. 또한 시술 시간도 30분 전후로 짧다는 장점이 있어 현재 많이 쓰이는 조직 검사 방법이다. 경우에 따라서는 조직 검사뿐 아니라 혹 전체를 잘라 내는 치료 목적으로도 이용된다.

Step by step
유방암 검사법

1 단계: 병원 내원하기
유방에 이상 소견이 있다면 병원을 찾는다.

2 단계: 유방 진찰받기
의사를 만나 이상 소견에 대해 자세히 이야기한 후 시진과 촉진으로 진찰받는다.

3 단계: 영상 검사받기
진찰 상에서 이상 소견이 보이면 영상 검사를 받는다. 유방 촬영술, 유방 초음파, 유방 MRI 등 여러 가지 방법 중 환자에게 적합한 검사법을 선택한다.

4 단계: 조직 검사받기
진찰과 영상 검사 결과를 바탕으로 이상 소견이 있는 부분에 대해 조직 검사를 받는다. 세침 흡인 세포 검사, 침생검 검사, 절개 생검, 절제 생검 등 환자에게 꼭 맞는 방법을 선택한다.

5 단계
조직 검사 결과에 따라 적절한 치료를 시작한다.

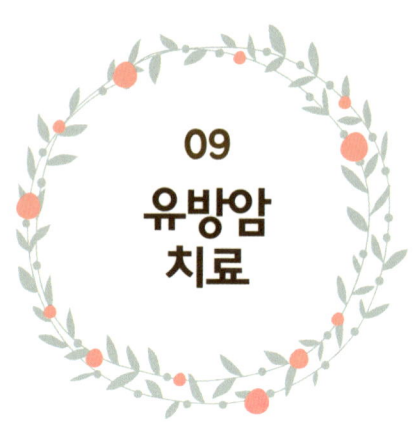

09
유방암 치료

🎀 진료실 이야기

40세 여성이 유방암 2기 진단을 받고 수술 상담을 위해 병원을 방문했다. 여성은 다른 것은 다 감수할 수 있지만 유방을 잘라 내는 일만은 피하고 싶다고 했다. 하지만 한편으로는 미용 때문에 유방암 수술을 제대로 받지 않았다가 나중에 재발하는 것은 아닌지 걱정이 된다고 했다.

이 여성은 수술 후에도 자신의 유방을 간직할 수 있을까? 유방암 치료를 위해서는 반드시 유방을 잘라 내야만 하는 걸까?

유방암 진단 후
치료를 시작하기까지

진찰과 영상, 조직 검사까지 모두 마친 후 양성 질환으로 판명되면 다행이지만 안타깝게도 암이 나오는 경우도 많다. 유방암 진단은 환자와 가족 모두에게 충격적인 소식이다. 환자가 마음을 추스르고 자신의 병을 받아들이기까지 어느 정도의 시간이 걸리는 것은 당연한 일이다. 하지만 요즘은 유방암에 대한 인식이 높고 초기에 발견되면 쉽게 치료할 수 있다는 사실이 널리 알려져서 유방암 진단을 받은 여성들의 반응이 이외로 담담한 경우도 많다. 이들은 죽음에 대한 걱정에 휩싸여 무기력해지는 대신 앞으로 어떻게 살아가야 할지 열심히 계획을 세운다. 이때 환자들이 가장 궁금해하는 것이 현재 자신의 유방암이 몇 기이고, 앞으로 무슨 치료를 받게 되는가이다.

수술 전과 후
병기가 달라질 수 있다

환자의 유방암이 몇 기인지 확실하게 아는 방법은 수술밖에 없다. 수술을 해서 혹이 몇 cm인지, 림프절 검사를 해서 전이가 있는지 알아야만 환자의 확실한 병리학적인 병기가 나온다. 하지만 경우에 따라서 수술 전에 항암 화학 치료를 할 수도 있고, 병이 많이 진행되어서 수술을 할 수 없는 경우도 있다. 이럴 때는 임상적인 소견으로 먼저 어림잡아 병기를 나누는데 이를 임상적 병기라고 부른다. 병리학적 검사까지 마친 후 확실히 나오는 환자의 병기를 병리학적 병기라고 부른다.

추가 검사

검사를 또 받아야 한다고요?
유방암을 진단하기까지 여러 검사 과정을 거쳤지만 안타깝게 수술 전 여성의 유방암이 몇 기 정도 되는지 임상적 병기를 확인하기 위해서는 몇 가지 추가 검사가 더 필요하다. 임상적 병기는 암 덩어리의 크기, 림프절 전이, 다른 장기로의 전이 등을 종합하여 결정한다.

암 덩어리의 크기를 확인하는 방법
유방 초음파, 유방 촬영술, 유방 자기 공명 촬영술(MRI)을 통해서 암 덩어리의 크기를 확인한다.

림프절 전이 유무 검사
유방 초음파 검사, 가슴 컴퓨터 단층 촬영술(Chest CT), 양전자 방출 단층 촬영술-전산화 단층 촬영술(PET-CT)을 통해서 림프절 전이를 확인한다.

타 장기 전이 유무
유방암에서 가장 무서운 것은 다른 장기로의 전이이다. 전이가 되는 순간 유방암은 4기가 된다. 4기 유방암은 치료가 훨씬 힘들기 때문에 수술 전에 타 장기로의 전이 여부를 꼭 확인해야 한다.

유방암이 좋아하는 장기가 따로 있다?
유방암이 주로 전이되는 장기는 뼈, 폐, 간, 뇌이기 때문에 다른 장기보다 특히 이 네 군데를 유심히 살펴보아야 한다. 가슴 컴퓨터 단층 촬영술, 뼈 스캔 및 뇌 단층 촬영술, 뇌 자기 공명 촬영술 등을 시행할 수 있다.

본격적인 치료 시작하기

수많은 검사를 거쳐 암의 병기가 나왔다면 본격적으로 치료를 시작해야 한다. 안타깝게도 앞서 본 것처럼 병기가 나오기까지의 과정이 만만치 않기 때문에 치료를 시작하기도 전에 몸도 마음도 지쳐 버리는 경우가 많다. 하지만 몇 기로 진단이 되었든 가장 중요한 것은 이제부터가 시작이라는 사실이다.

암 치료도 전략적으로

전쟁터에서 적을 소탕할 때는 두 가지 방법이 있다. 하나는 히로시마 원자 폭탄처럼 하늘에서 폭탄을 투하해 적진 자체를 초토화시키는 방법이고, 또 다른 하나는 저격수를 이용해 제거 대상만 공략하는 방법이다. 암 치료 방법도 마찬가지이다. 암세포와 정상 세포를 가리지 않고 무조건 폭탄을 투하하는 항암 화학 치료와 호르몬 치료가 있고, 암세포가 있는 부분만 공략하는 수술과 방사선 치료, 표적 치료가 있다. 이 다섯 가지 방법이 대표적인 유방암 치료 방법이며 암 병기에 따라 이 다섯 가지 치료 방법 중 환자의 상태에 가장 알맞은 방법을 선택, 조합해 치료를 시작하게 된다.

치료법 자세히 알기

암 치료의 기본은 크게 수술, 항암 화학 치료, 방사선 치료, 호르몬 치료, 표적 치료이다. 이름만 들으면 무시무시하게 느껴지지만 치료법에 대해 자세히 알면 두려움을 극복할 수 있다. 지금부터 치료법에 대해 자세히 살펴보자.

유방암 수술 방법

요즘 병원에서는 어떤 수술을 할까?

현재 시행하고 있는 유방암 수술은 크게 유방 전 절제술과 유방 보존술로 나뉜다. 유방 전 절제술은 말 그대로 유방 전체를 잘라 내는 것이고, 유방 보존술은 유방은 그대로 살리면서 암이 퍼진 조직만을 제거하는 방법이다.

유방 전 절제술

유방 전체를 잘라 내는 수술법으로 유두와 유방의 피부를 포함한 유방 조직 전체를 잘라 내는 방법이다.

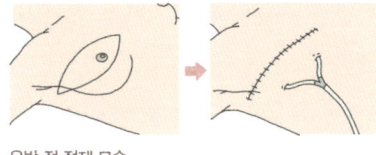

유방 전 절제 모습

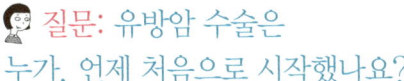

질문: 유방암 수술은 누가, 언제 처음으로 시작했나요?

기원전 2650년, 이집트에서 병든 유방 조직을 태워 없애는 것을 시작으로 유방암 치료가 시작되었습니다. 그 후 기원전 460년 그리스의 히포크라테스(Hippocrates)가 유방암 수술에 대해 남긴 기록이 전해지고 있습니다. 19세기에 들어와서는 마취법의 개발과 멸균법의 도입으로 수술에 눈부신 발전을 이루었습니다. 1889년에는 미국의 할스테드(Halsted)가 최초로 유방을 포함해 주변의 가슴 근육까지 잘라 내는 근치적 유방 절제술(Radical Mastectomy)을 시행했고 이 수술은 1970년대 중반까지 이어졌습니다. 이 수술법의 개발로 유방암 환자의 생존율이 크게 향상되었습니다. 하지만 유방 전체와 근육까지 잘라 냈기 때문에 미용적 손실이 크고 수술받은 쪽의 어깨 운동 기능이 떨어지는 단점이 있었습니다. 이러한 점을 보완하기 위해 생존율을 낮추지 않으면서 유방의 손실은 최소화시키는 수술법에 대한 연구가 꾸준히 진행되었습니다.

유방 보존술

유방 보존술은 유방 전체를 떼어 내는 대신 주변 1~2cm 정도의 정상 조직을 포함하여 암 조직이 있는 부분을 절제하는 방법이다. 혹이 제거되면서 일부는 희생될 수밖에 없지만 유방의 변형이 적고 유두와 유륜은 대부분

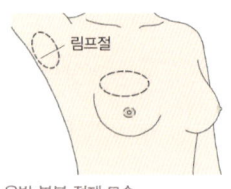

유방 부분 절제 모습

보존된다는 장점이 있다. 최근 들어 건강 검진의 확대로 조기 유방암 환자의 발견율이 크게 증가하면서 유방 보존술 역시 널리 시행되고 있다.

유방 보존술만으로 충분할까? 많은 유방암 환자가 유방을 잃지 않기를 간절히 바라지만 그와 동시에 유방 보존술을 받으면 혹시 암이 재발할 확률이 높아지는 것은 아닐까 걱정한다. 하지만 많은 연구를 통해 1기와 2기 유방암에서 유방 보존술을 받은 후 방사선 치료를 함께 해 주면 유방 전 절제술을 한 것과 동일한 생존율을 갖는다는 사실이 입증되었다.

재발률은? 유방 보존술을 할 때 환자들이 가장 걱정하는 것이 남아 있는 유방에서 생기는 암의 재발이다. 유방 보존술과 유방 전 절제술의 생존율은 차이가 없지만 재발률은 유방

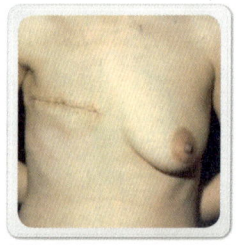
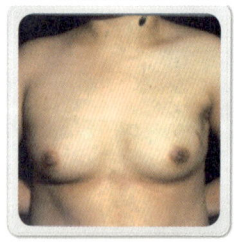

위: 유방 전 절제술 후의 모습,
아래: 유방 보존술 후의 모습

보존술이 약간 높은 것으로 알려져 있다. 그렇기 때문에 유방 보존술을 받은 모든 환자는 재발률을 낮추기 위해 반드시 방사선 치료를 받아야 한다.

유방 보존술, 2기 이하면 무조건 받을 수 있을까? 유방 전 절제술과 생존율이 동일하다면 누구든 유방 보존술을 하고 싶어할 것이다. 하지만 안타깝게도 2기 이하라고 유방 보존술을 누구나 받을 수 있는 것은 아니다.

유방 보존술을 받을 수 없는 경우 가슴에 방사선 치료를 받은 적이 있는 경우, 임신 등의 이유로 유방 보존술 후 방사선 치료를 받을 수 없는 경우, 미세 석회화 병변이 유방 전체에 퍼져 있는 경우, 유방의 여러 군데에 암이 퍼져 있는 경우, 유방 부분 절제면에서 암세포 양성 소견이 나온 경우 등에는 유방 보존술을 받을 수 없다.

겨드랑이 림프절 절제술

겨드랑이 림프절은 암이 퍼져나가는 통로

전이된 겨드랑이 림프절을 제거하는 것은 유방암 덩어리를 제거하는 것만큼이나 중요하다. 겨드랑이 림프절은 암이 유방에서 바깥으로 퍼져나가는 통로 역할을 한다. 그렇기 때문에 겨드랑이 림프절을 절제하면 암의 전이와 재발을 예방할 수 있다.

예전에는 유방암 수술을 하면서 겨드랑이에 있는 모든 림프절을 절제하였다. 물론 림프절 전부를 제거하는 것이 가장 안전한 방법인 것은 사실이다. 하지만 겨드랑이 림프절 전체를 없애버리면 림프액의 입장에서는 지나가던 통로가 막히는 것과 마찬가지이기 때문에 이로 인해 수술받는 쪽의 팔에 림프 부종이 생기는 등 여러 가지 부작용이 나타나게 된다.

암이 퍼져 나가는 입구를 집중 공략하자

이러한 부작용을 최소화하기 위해 개발된 방법이 바로 감시 림프절 생검술이다. 감시 림프절은 유방에서 배액되는 첫 번째 림프절로 군대로 따지면 최전방이라고 할 수 있다. 암세포라는 적군이 림프절을 침범하기 위해서는 감시 림프절을 통과할 수밖에 없다. 그렇기 때문에 감시 림프절에서 암세포가 포착된다면 다른 림프절에도 암 전이가 되었을 가능성이 높다. 반대로 감시 림프절이 깨끗하다면 암세포의 림프절 전이 가능성은 적어진다. 감시 림프절 생검술은 이런 원리를 이용해 감시 림프절만 선택적으로 떼어 내 암세포 전이 유무를 확인하는 방법이다. 만일 감시 림프절에 암세포 침범 소견이 보이지 않는다면 더 이상의 림프절 절제술은 필요하지 않다.

질문: 유방암 수술을 받으면 보통 얼마 동안 입원하나요?

유방 재건술을 받지 않고 특별한 합병증이 없는 경우에는 수술 후 1주일이 지나면 배액관을 빼고, 실밥도 뽑을 수 있기 때문에 퇴원이 가능합니다.

유방 재건술

사라진 유방 되찾기

유방암 수술의 가장 큰 단점은 아름다움의 상징인 유방의 일부가 사라진다는 사실이다. 물론 위암으로 위 절제술을 한 환자나 폐암으로 폐 절제술을 한 환자도 장기의 일부가 사라짐으로써 여러 가지 어려움을 겪는다. 하지만 유방을 잃은 여성의 마음은 그와는 조금 다르다. 유방은 겉으로 드러나는 부분이기 때문에 유방 절제술을 받은 많은 여성의 경우 더 이상 여성으로서의 매력이 없다는 생각에 우울함과 상실감을 갖게 된다. 남편이 자신을 더 이상 아름답지 않다고 생각할 것이라는 마음에 남편을 자꾸만 피하게 되고 결국에는 부부 관계에 심각한 문제가 생기는 경우도 있다.

사라진 유방을 되찾는 과정

유방 재건은 사라진 유방을 원래의 것과 최대한 비슷하게 되찾는 과정이다. 유방 보존술을 받은 환자들은 유방 재건술이 필요 없지만 유방 전 절제술을 받은 여성의 경우에는 환자의 상태가 유방 재건술을 받을 수 있고 본인이 원한다면 유방 재건술을 시행하게 된다. 환자 상태에 따라 유방 전 절제술을 하는 동시에 유방 재건술을 시행하거나, 유방 전 절제술을 먼저 하고 방사선 및 항암 화학 치료를 받은 후에 유방 재건술을 시행한다.

질문: 유방 전 절제술을 해도 피부와 유두를 보존할 수 있는 방법이 있다던데?

유방 전 절제술과 동시에 유방 재건술을 하는 방법을 즉시 유방 재건술이라고 합니다. 즉시 유방 재건술에는 여러 가지 방법이 있는데 이중 피부 보존 유방 절제술은 암이 있는 쪽의 유방 조직, 피부, 유두를 모두 절제하는 기존의 유방 전 절제술과 달리 유방 피부는 그대로 보존한 상태에서 유륜 주변으로 작은 상처만 내 유방 조직을 제거하는 방법입니다. 이 방법으로 수술 후 유방 재건을 하면 자기 피부를 살릴 수 있어 훨씬 자연스러운 장점이 있습니다. 유두 보존 유방 절제술은 피부뿐 아니라 유두까지 모두 보존한 채 암과 유방 조직만을 제거하는 수술 방법으로 수술 후 유방 재건술을 할 때 유두 재건이 필요 없어 자신의 유방과 가장 비슷한 자연스러운 유방을 유지할 수 있습니다.

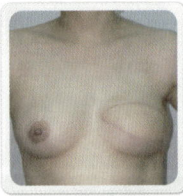

고식적 유방 전 절제술 및 즉시 유방 재건술 후 모습

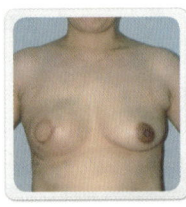

피부 보존 유방 절제술 및 즉시 유방 재건술 후 모습

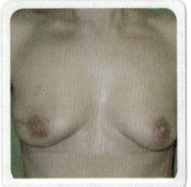

유두 보존 유방 절제술 및 즉시 유방 재건술 후 모습

어떤 종류의 수술이 있을까?

유방 확대술처럼 생리 식염수나 실리콘 같은 인공 삽입물을 사용하는 방법이 있고, 배나 등의 피부, 지방층 및 근육 일부를 떼어 내 유방에 이식하는 방법이 있다. 인공 삽입물을 삽입하는 방법은 자가 조직을 이용하는 방법보다 간단하지만 이물질이 몸 안에 들어가는 것이기 때문에 감염이 되거나 삽입물이 딱딱해지는 등의 부작용이 생길 수 있고 영구적이지 않아서 중간에 교체하는 수술이 필요할 수도 있다.

자가 조직을 이용하는 방법은 인공 삽입물에 비해 훨씬 자연스럽고 만졌을 때의 느낌도 좋지만 수술 범위가 넓고 수술 흉터가 생기는 등의 단점이 있다. 어떤 방법을 선택할지는 환자의 상태와 기호에 따라 주치의와 상의해서 결정하게 된다.

방사선 치료

방사선 치료는 언제할까?

방사선 치료란 세포의 DNA를 손상시키는 방사선의 원리를 이용해 암세포의 분열을 억제해서 세포를 죽이는 치료 방법이다. 많은 환자가 수술을 해 준 주치의가 방사선 치료를 포함한 모든 치료 과정에 동참해 주기를 바라지만 안타깝게도 방사선 치료는 외과 의사의 몫이 아니다. 방사선 치료는 방사선 종양학과 의사가 맡게 된다.

방사선 치료가 필요한 경우

유방 보존술을 받은 모든 환자, 암 종양 크기가 5cm 이상인 경우, 림프절 전이가 있는 경우, 특히 액와부 림프절에 4개 이상의 전이가 있는 경우, 암 종양이 유방 피부 혹은 흉벽에 침범한 경우, 뼈에 전이된 경우, 통증을 완화시킬 목적이 있는 경우 등에 방사선 치료가 필요하다.

치료 준비 단계에서 치료를 마치기까지

수술 후 2주가 지나면 방사선 치료를 준비한다. 방사선 치료와 항암 화학 치료를 함께하는 경우는 항암제 치료 일정에 따라 방사선 치료 시기가 달라진다. 항암제의 종류에 따라 항암 화학 치료와 방사선 치료를 함께할 수도, 항암 화학 치료를 먼저 한 후에 방사선 치료를 할 수도 있다.

치료 계획하기

방사선 치료의 기본 스케줄은 주 5회로 총 6~7주 코스이다. 물론 환자에 따라 스케줄은 조금씩 조절될 수 있다. 치료 효과를 최대화하기 위해서는 심한 부작용이 생기거나 환자의 컨디션이 너무 좋지 않아 불가피한 경우를 제외하고는 한 코스 전체를 다 마치는 것이 좋다.

모의 치료하기

방사선 치료를 준비하는 과정에서 환자는 자신이 마치 실험 대상이 된 듯한 느낌을 받을 수 있다. 하지만 최대한 암이 있는 부위에만 국소적으로 방사선을 쪼여 정상 세포의 방사선 부작용을 줄이고, 암세포를 최대한 많이 죽이기 위한 과정이므로 반드시 필요하다. 방사선 종양학과 의사는 X선 사진이나 CT 시뮬레이터를 이용해 정보를 얻는다. 환자가 침대 위에 팔을 머리 위로 올린 자세로 누워 있으면 의사가 시뮬레이터 장치를 통해 가장 효과적인 방사선 각도를 계산해 낸다. 얻어 낸 정보를 바탕으로 환자의 몸 어느 부분에 방사선을 쏘일지 치료 범위, 방사선을 조사하는 방법, 조사량 등을 결정한다. 치료의 범위가 결정되면 환자 몸에 특수 잉크나 문신 등의 방법을 통해 치료할 부분을 피부에 그려 놓는다.

치료 시작하기

방사선 치료를 받기 위해서는 먼저 양쪽 팔 또는 한쪽 팔을 위로 올린 채 하늘을 보고 누운 자세를 취해야 한다. 치료 도중에는 자세를 움직이면 안 되기 때문에 자세를 잡은 후 불편한 점이 있으면 반드시 미리 이야기 해야 한다. 자세가 모두 잡히면 환자는 혼자 치료실에 남게 된다. 치료실 과 기계실 사이에는 카메라와 인터폰이 있어 수시로 대화할 수 있기 때문에 겁먹을 필요는 없다. 총 치료 시간은 2~5분 정도로 치료받는 동안 특별한 느낌은 없다.

방사선 치료의 부작용

처음에는 무척 겁이 나지만 방사선 치료를 한 번 받고 나면 생각보다 간단하다는 것을 알 수 있다. 그렇다고 방사선 치료를 우습게 보아서는 안 되는데, 1주일에 5일씩 2개월가량 매일 치료를 받는 것은 환자 입장에서는 굉장히 스트레스를 받고 정신적으로도 힘든 과정이다. 뿐만 아니라 방사선 치료 역시 항암 화학 치료보다는 덜하지만 부작용이 생길 수 있는 치료법이다. 그렇기 때문에 방사선 치료 역시 가족과 주위 사람들의 지지가 절실히 필요한 치료 과정이다.

방사선 치료 후 흔한 부작용

피로감 방사선 치료를 받는 환자들 대부분이 피곤함을 느낀다. 암 치료 중이라는 스트레스가 있는 데다가 방사선 치료를 받는 중에는 우리 몸에서 많은 에너지가 소모되기 때문에 경우에 따라 아무것도 하지 못할 것 같은 극심한 피로를 느낄 수도 있다. 피로감은 보통 치료를 시작한 지

2~3주 정도 지나면 시작되는데 치료가 다 끝나고 뒤늦게 시작될 수 있다. 보통 치료를 끝내고 한 달 정도 지나면 괜찮지만 수개월간 피로감이 지속될 수도 있다. 이런 이유로 방사선 치료 전후에는 피로함을 최대한 줄이기 위해 충분히 휴식을 취하고, 밤에 잠을 많이 자고, 영양가 있는 음식을 섭취하는 것이 중요하다.

피부 변화 방사선 치료를 받다 보면 치료를 받은 부위의 피부가 붉어진다. 이것은 방사선 피부염 때문인데 정상적으로 방사선이 치료 부위에 잘 도착했다는 신호이기도 하니 크게 걱정할 필요는 없다. 하지만 경우에 따라서는 피부가 화상을 입은 것처럼 건조해지고, 벗겨지고, 검게 착색되기도 한다. 피부가 약한 사람은 방사선을 �: 부위에 염증이 생기면서 피부가 짓물러 치료가 필요할 수도 있다. 하지만 심한 경우를 제외하고는 대부분 방사선 치료가 끝날 때까지 특별한 치료를 받을 필요는 없다. 보통 방사선 치료가 모두 끝나면 방사선 피부염용 연고를 처방받는데 이 연고를 하루에 두세 번씩 꾸준히 발라 주면 6개월 이내에 대부분의 피부는 정상으로 돌아오게 된다. 1~2년 정도 지나면 착색된 피부색이나 둔해진 유방의 감각까지 돌아오니 크게 걱정할 필요가 없다.

질문: 방사선 치료 후에도 방사선이 몸속에 남아 있는 것은 아닌가요?

대부분 외부 방사선 치료를 하는데 이러한 방사선 치료 시에는 방사선이 몸을 통과하고 나가서 사라지게 되므로 상관 없습니다. 치료 효과는 오랜 기간 동안 지속되지만 방사선 자체가 남아 있는 것은 아니니 신경 쓰지 않으셔도 됩니다.

질문: 목욕 중에 피부에 그려 놓은 치료 부위가 지워지면 어떡하죠?

샤워 정도 가볍게 하는 것으로는 그림이 완전히 지워지지 않습니다. 일부러 문지르거나 사우나, 욕탕 목욕을 오래하면 그림이 지워질 수 있으니 치료 중에는 피하는 것이 좋습니다. 약간 지워진 것은 치료실에서 다시 진하게 그려주므로 걱정할 필요없으나 완전히 지워질 경우 CT 촬영을 포함하여 다시 치료 계획을 세워야 하므로 치료에 차질이 생기니 주의해야 합니다. 지워진 그림을 스스로 다시 그리는 것은 오히려 정확한 치료에 방해가 되니 집에서 그려 오면 안 됩니다.

질문: 치료 후 햇빛에 데인 것처럼 그을렸는데 자외선 차단제를 바르면 안 될까요?

크림이나 로션을 두껍게 바를 경우 오히려 피부에 방사선양이 많아져 방사선 피부염이 더 심해질 수 있으니 바르지 않아야 합니다.

항암 화학 치료

환자가 가장 두려워하는 치료법

유방암 치료 과정에서 환자들이 가장 두려워하는 방법이 바로 항암 화학 치료이다. TV나 영화에서 항암 화학 치료를 받으면서 머리는 몽땅 빠지고, 끊임없이 토하다가 결국은 사망하는 여주인공이 많이 나온 영향도 있는 것 같다. 물론 그런 모습 중 일부는 사실이다. 하지만 항암 화학 치료를 받는 모든 환자가 그렇게 극심한 고통에 시달리는 것은 아니다. 수술이나 방사선 치료가 암이 생긴 부분을 잘라 내거나 집중 포화 공격을 하는 국소 치료라면, 항암 화학 치료는 혈액이나 림프관을 통해 우리 몸 전체를 떠다니고 있는 숨은 암세포까지 모두 죽이기 위한 전신 치료 방법이다. 항암 화학 치료제는 끊임없이 분열하는 암세포를 죽이기 위해 DNA나 세포 분열 효소 등을 공격한다. 하지만 안타깝게도 항암제는 정상 세포와 암세포를 구분할 수 있는 능력이 없기 때문에 정상 세포도 어쩔 수 없이 손상을 입을 수밖에 없게 된다.

수술 전 항암 화학 치료

혹의 크기가 너무 크거나 림프절 전이가 진행된 경우 수술에서 바로 혹을 떼어 내는 데 무리가 있을 수 있다. 이런 경우에는 먼저 항암 화학 치료로 어느 정도 수준까지 혹의 크기를 줄인 후에 수술을 하게 된다. 암의 범위가 커서 유방 절제술을 해야 하는 상황이나 환자가 간절히 유방 보존술을 원하는 경우에도 먼저 항암 화학 치료를 통해 암 크기를 줄인 후 유방 보존술을 한다.

수술 후 항암 화학 치료

유방암 수술을 한 후에는 재발이나 전이를 예방하기 위해서 항암제를 투여한다. 혹의 크기가 1cm 이상인 경우나 림프절 전이가 있는 환자의 경우에는 대부분 수술 후 항암 화학 치료를 고려해야 한다.

이미 진행돼 암이 전신에 퍼진 경우

암이 전신에 퍼진 경우에는 수술이나 방사선 치료는 더 이상 효과가 없다. 물론 항암 화학 치료를 받는다고 해서 완치를 기대하기는 어렵다. 하지만 항암 화학 치료를 통해 암으로 인한 환자의 증상을 완화시키고 생명을 연장시키는 효과가 있다. 드물지만 항암 화학 치료로 전이된 암이 치료되거나 암이 더 이상 자라지 않는 휴지기 상태가 되는 경우도 있다.

약물 종류 선택하기

항암제가 암세포를 죽이는 기본 원리는 세포 분열 과정에 개입해 분열을 막음으로써 세포를 죽이는 것이다. 다양한 항암제의 종류에 따라 개입하는 세포 분열 과정도 달라지게 되는데 서로 작용하는 부위가 다른 약제를 함께 사용하면 세포가 죽는 효과가 더 커지기 때문에 보통은 2~3가지 이상의 약제를 섞어서 사용한다. 어떤 약을 고르고, 어떤 약을 섞어서 쓸지는 담당 의사가 환자의 유방암 분자 생물학적 특성, 암이 퍼진 정도, 환자의 건강 상태 등을 고려해서 결정한다.

항암제 투여 스케줄 짜기

항암제는 정상 세포도 공격하기 때문에 방사선 치료처럼 연속적으로 할 수 없고, 날짜를 정해 주기적으로 투여한다. 그래야 항암 화학 치료를 하지 않고 쉬는 동안 우리 몸의 정상 세포, 특히 골수가 회복되어 다시 치료를 받을 수 있는 건강한 상태가 된다. 모든 암세포가 동시에 분열을 하는 것이 아니기 때문에 시간을 두고 항암제를 투여함으로써 지난 번 치료 때는 잠잠했다가 다시 분열을 시작한 암세포를 공격하는 효과도 얻을 수 있다. 어떤 항암제를 투여하느냐에 따라 투여 스케줄은 달라진다. 병원에서 치료 스케줄에 대해 상세히 설명해 주니 복잡한 스케줄로 골치 아파할 필요는 없다.

항암 화학 치료 부작용 완전 정복

항암 화학 치료는 유방암 치료 방법 중에서 가장 부작용이 많다. 항암 화학 치료의 부작용이 생기는 원리는 두 가지이다. 하나는 정상 세포가 손상되면서 발생하는 부작용이고, 하나는 항암제가 난소에 영향을 미쳐 2차적 폐경이 생기면서 발생하는 부작용이다. 정상 세포 손상으로 생기는 항암제의 부작용은 대부분 치료가 끝나면 빠르게 회복되나 경우에 따라서는 치료를 마친 후에도 수개월에서 수년간 부작용이 지속될 수 있다.

오심, 구토 오심, 구토는 항암 화학 치료를 시작하고 수시간 후부터 생길 수 있는 가장 흔한 부작용 중 하나이다. 항암제가 정상 위 점막을 손상시키고, 뇌 안에 구토와 관련된 부분에 영향을 끼치면서 오심과 구토 증상이 생긴다. 환자가 항암 화학 치료에 대해 부담감을 갖고 걱정을 하면 오심, 구토 증상이 더 심해질 수 있다. 항암 화학 치료 중에는 냄새에 민감해 구토가 생길 수 있기 때문에 치료 중에는 환기에 특히 신경 써서 냄새를 제거하도록 한다. 변비도 오심, 구토를 악화시킬 수 있으므로 변비가 심하면 반드시 의사와 상담해서 약을 처방받도록 한다. 가만히 누워 있는 것도 오심, 구토를 심하게 하는 원인 중 하나이므로 가볍게 걷는 정도의 운동을 해 주는 것이 좋다. 항암제 투여 1~2시간 전에는 식사를 하지 않고, 식사 후에는 1~2시간 동안 누워 있는 것이 좋고, 수분이 적은 음식이 위장 장애를 덜 일으키므로 크래커, 바짝 구운 토스트, 씨리얼과 같은 음식을 자주 먹도록 한다. 기름진 음식을 피하고, 생강 등 오심을 가라앉혀 주는 음식을 먹는 것이 좋다.

탈모 탈모는 머리카락 세포가 죽으면서 머리카락이 빠지고 얇아지는 현상으로 구토와 함께 나타나는 항암 화학 치료의 가장 흔한 부작용 중 하나이다. 머리카락이 빠지는 것이 가장 눈에 띄지만 실제로는 머리카락뿐 아니라 눈썹, 체모도 함께 빠질 수 있다. 환자들이 가장 수치스럽고 우울해하는 부작용이지만 치료가 끝나면 대부분 탈모가 생기기 진과 똑같이 회복된다.

감염 항암제는 골수를 공격해 백혈구 숫자를 감소시킨다. 백혈구는 외부에서 들어오는 병균과 싸우는 세포여서, 백혈구가 줄어들면 우리 몸은 작은 자극에도 쉽게 감염이 되는 상태가 된다. 이런 상태에서는 피부 감염이나 구강 감염, 항문 감염 등이 잘 생긴다. 이러한 국소적인 감염은 크게 문제되지 않지만, 문제는 백혈구가 감소된 상태에서는 몸 안에 들어온 균이 수식간에 전신으로 퍼져 피에 균이 돌아다니는 패혈증이 올 수 있다는 것이다.

이런 이유로 항암 화학 치료 중인 환자에게서 감염이 의심되는 증상이 생기면 반드시 병원에 내원하여 적절한 치료를 받아야 한다. 특히 발열은 패혈증이 생길 수 있는 적신호이다. 상처나 벌레 물린 자리가 계속 붉게 부풀어 오르거나 고름이 나오는 경우, 기침이나 콧물, 인후통이 지속되는 경우, 찐득찐득하고 고름 같은 침이 나오는 경우, 37.5℃ 이상 발열이 지속되거나 오한이 계속되는 경우, 소변을 볼 때 찌릿찌릿한 불편한 느낌이 드는 경우 등은 감염이 되었을 수도 있는 적신호이므로 병원을 찾도록 한다. 감염 예방을 위해서는 사람이 많이 몰려 있는 곳을 피하고 손을 자주 씻으며 온탕 목욕이나 사우나도 피한다.

설사 항암 화학 치료 중에는 배가 아프면서 설사가 계속될 수 있다. 항암제가 정상 장 점막에 손상을 주고 장 점막이 재생되는 속도를 늦추기 때문이다. 설사가 지속되면 탈수 증상이 생기고 컨디션이 나빠지면서 항암 화학 치료를 스케줄대로 받을 수 없게 될 수 있으므로 설사의 예방과 치료가 매우 중요하다. 설사가 시작되면 미음, 따뜻한 차와 같은 유동식을 먹어 장 운동을 가라앉히고 적은 양의 음식을 자주 먹는다. 또 이온 음료처럼 칼륨이 든 음식을 먹어 몸 안의 전해질을 보충한다.

호르몬 치료

수술, 방사선 치료, 항암 화학 치료는 비교적 잘 알려져 있지만 유방암에 호르몬 치료를 한다고 하면 깜짝 놀라는 사람이 많다. 하지만 유방암이 생기고 증식하는 데 여성 호르몬이 얼마나 중요한 역할을 하는지를 다시 한 번 돌이켜 보면 왜 호르몬 치료가 필요한지 쉽게 알 수 있다. 정상 유방 세포를 증식, 성장시키는 여성 호르몬은 유방암 세포 역시 증식시켜 암이 더 진행되도록 하는 역할을 한다. 하지만 모든 유방암 환자가 호르몬 치료를 받는 것은 아니다. 유방암 세포 표면에 에스트로겐과 프로게스테론이 결합하는 수용체가 있는 유방암만이 호르몬 치료가 가능하다. 그렇기 때문에 유방암 수술 후 조직 검사를 할 때 호르몬 수용체가 있는지 확인해 양성으로 나온 경우에만 호르몬 치료를 추가로 받게 된다. 호르몬 치료제로는 항에스트로겐 제제, 성선 자극 호르몬 촉진제, 아로마타제 억제제 등 다양하다. 폐경 유무 등 환자 개개인의 특성에 따라 가장 알맞은 약을 선택해 치료하게 된다.

* 호르몬 제제의 종류

항에스트로겐 제제
유방암 세포의 에스트로겐 수용체가 약제와 결합하여 유방암이 증식하는 것을 막아 준다. 하루 한 번 복용하는 경구 제제로 타목시펜이 대표적이다.

성선 자극 호르몬 촉진제
성선 자극 호르몬은 신호 체계에 따라 난포 자극 호르몬 분비를 촉진시키고 난포 자극 호르몬은 에스트로겐 분비를 촉진시킨다. 성선 자극 호르몬 촉진제는 이런 신호 체계를 차단시켜 에스트로겐이 덜 만들어지도록 한다. 4주에 한 번 피하 주사로 투여하는 주사 제제로 졸라덱스가 대표적이다.

아로마타제 억제제
남성 호르몬인 안드로겐이 지방, 근육, 유방 조직에서 에스트로겐으로 바뀌는 것을 막는 약으로 폐경 후의 유방암 환자는 하루 한 번 복용하게 된다. 페마라, 아리미덱스, 아로마신이 대표적이다.

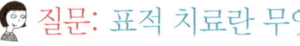
질문: 표적 치료란 무엇인가요?

표적 치료는 말 그대로 암을 퍼뜨리는 적군만을 표적 삼아 공격하는 최신 치료법입니다. 과학이 발달하면서 암세포를 성장시키고 분열시키는 특정 분자들이 발견되었는데 이 분자들이 바로 표적 치료의 대상입니다. 유방암 세포 표면에 존재하는 HER2라는 분자가 바로 표적 치료의 대상으로, HER2 수용체가 양성이면서 암의 크기가 1cm 이상인 모든 병기의 유방암에서 표적 치료가 시행되고 있습니다. 현재 표적 치료제로는 주사약인 헐셉틴과 경구 제제인 타이커브가 사용됩니다.

Step by step
유방암 치료

1기 유방암

- ✔ 수술: 1기 유방암 치료의 기본은 수술이다. 환자 상태, 암의 위치, 나이 등을 고려해 유방 보존술, 유방 전 절제술 등 수술 방법을 결정한다.
- ✔ 방사선 치료: 유방 보존술을 시행하는 경우 수술 후 방사선 치료를 받는다.
- ✔ 항암 화학 치료: 혹의 크기가 1cm 이상인 경우는 1기라고 하더라도 수술 후 추가로 항암 화학 치료를 받을 수 있다.
- ✔ 호르몬 치료: 에스트로겐 호르몬 수용체가 양성인 경우에 가능하다.

2기 유방암

- ✔ 수술: 1기 유방암과 마찬가지로 치료의 기본은 수술이다.
- ✔ 방사선 치료: 유방 전 절제술을 받더라도 혹이 5cm 이상이면 방사선 치료를 받는다.
- ✔ 항암 화학 치료: 수술 전에 항암 화학 치료로 암의 크기를 줄일 수 있다. 유방암 수술 후에도 환자 나이, 종양 크기, 림프절 전이를 고려하여 수술 후 항암 치료를 받을 수 있다.
- ✔ 호르몬 치료: 에스트로겐 호르몬 수용체가 양성인 경우에 가능하다.

3기 유방암

- ✔ 수술: 일반적으로 먼저 항암 치료를 시행한 후에 수술을 한다.
- ✔ 방사선 치료: 대부분 수술 후에 방사선 치료가 필요하다.
- ✔ 항암 화학 치료: 수술 전 혹은 후에 항암 화학 치료를 받아야 한다.
- ✔ 호르몬 치료: 에스트로겐 호르몬 수용체가 양성인 경우에 가능하다.

4기 유방암

이미 암이 전신으로 퍼진 상태이기 때문에 수술과 같은 국소 치료보다는 항암 화학 치료가 치료의 기본이 된다. 뼈 전이 등 일부 경우에만 고통을 완화시키는 목적으로 방사선 치료를 이용한다.

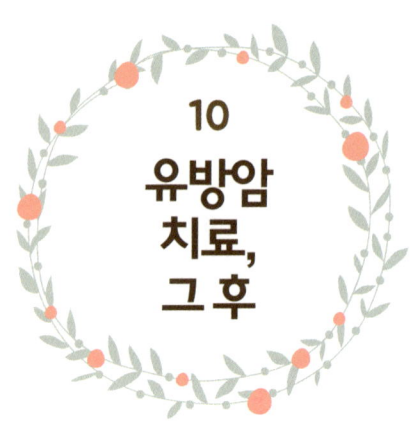

10 유방암 치료, 그 후

진료실 이야기

50세 여성이 진료실을 찾았다. 여성은 3년 전 유방암을 진단받고 유방 보존술과 방사선 치료를 받은 후 정기적으로 상태를 점검받고 있었다. 여성은 3년째 재발이 되지 않았으니 이제 완치된 것이 아니냐고 물었다. 병원에 계속 다니다 보니 자신이 아직도 암 환자인 것 같은 우울한 생각이 들어 이번 검사까지 이상이 없다면 더 이상 병원에 오지 않고 완치가 됐다고 생각하며 살고 싶다고 했다.

이번 검사에서도 특별한 이상이 없다면 이 여성은 더 이상 병원에 오지 않아도 될까? 유방암 환자는 과연 언제까지 병원에 다녀야 하는 걸까?

유방암 치료
그 이후의 시간들

유방암을 진단받고 수술받고 항암 화학 치료를 하게 되기까지는 총 20주의 시간이 걸린다. 만일 방사선 치료까지 받는다면 27주 정도의 시간이 걸린다. 표적 치료가 필요한 경우에는 치료 기간이 1년 정도 연장된다. 또한 타목시펜 복용과 같은 내분비 치료까지 포함하면 총 치료 기간은 5년 이상이 된다. 만일 그 기간 동안 치료를 모두 마치고 암이 치료되었다고 하면 그것으로 끝일까? 안타깝게도 암은 재발이라는 문제가 남아 있기 때문에 치료를 마친 후의 관리가 더 중요하다.

암 치료 후
추적 관찰

추적 관찰이란 암 치료를 완료한 환자가 정기적으로 병원을 방문해 계획에 따라 진찰하고 검사하는 것을 말한다. 유방암 역시 꾸준한 추적 관찰이 필요한데 얼마나 자주 추적 감사를 할 것인지는 치료를 담당한 의사와 병원에 따라 조금씩 다르다. 침윤성 유방암의 경우 첫 3년 동안은 3~6개월에 한 번씩, 그 후 2년 동안은 6~12개월에 한 번씩, 치료 후 5년부터는 1년에 한 번씩 추적 관찰을 한다.

추적 관찰의 중요성

"힘들게 치료를 끝냈으니 이제 암에 걸렸다는 사실을 잊고 살고 싶어요. 꼭 추적 관찰을 해야 하나요? 증상이 생겼을 때 병원에 오면 안 될까요?"

많은 환자가 첫 1~2년 동안은 꼬박꼬박 병원에서 필요한 진찰과 검사를 받지만 3년이 넘어가면 이런 질문을 한다. 하지만 유방 보존술을 받은 환자에게 5년 안에 다시 암이 발생할 확률은 약 7% 정도로 결코 적지 않다. 또한 한 번 유방암 치료를 받은 환자에게 평생 동안 다시 암이 재발할 확률은 30~70%에 이른다. 다른 암은 치료 후 5년 동안 재발하지 않으면 그 이후에는 재발할 확률이 현저히 떨어지지만 유방암은 진행 속도가 느리기 때문에 20년의 잠복기를 지나 재발하는 경우도 있다.

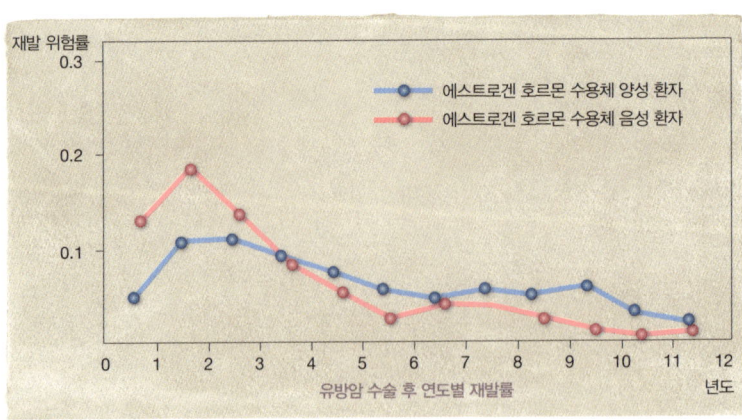

유방암을 치료한 후에 하는 정기적인 추적 관찰은 증상이 생기기 전에 한 발 먼저 유방암을 찾아내 재발된 유방암을 치료할 수 있도록 도와주는 역할을 한다. 그렇기 때문에 한 번 유방암을 진단받고 치료받았다면 이후에는 평생 동안 정기적인 추적 관찰을 해야 한다. 평생 병원에 다녀야 한다는 사실이 끔찍하게 느껴질 수도 있지만 고혈압이나 당뇨 환자가 정기적으로 병원에 다니고 약을 먹는 것처럼 유방암 역시 1차 치료 후에는 만성 질환처럼 평생 안고 가야 할 숙제라고 생각해야 한다.

재발과 전이의 차이점

보통 암의 재발과 전이를 하나로 묶어서 재발이라고 일컫지만 사실 두 가지는 서로 다른 개념이다. 재발은 원래 있던 유방암과 별개로 수술을 받은 유방이나 유방 절제를 받은 가슴벽 피부 혹은 겨드랑이 림프절 등에 암이 새로 생기는 것을 말한다. 전이는 유방암이 생겼을 당시 혈류나 림프액을 따라 다른 장기로 숨어들어 가 제거되지 못하고 남아 있던 암세포가 다른 장기로 옮겨 가서 암이 생기는 것을 말한다. 유방암의 경우 주로 뼈, 폐, 간, 뇌 등으로의 전이가 흔하게 일어난다.

추적 관찰
어떤 검사를 받게 될까?

진찰하기
처음 유방암을 진단할 때와 마찬가지로 유방암 재발 여부를 확인할 때도 의사의 진찰이 어떤 검사보다 중요하다. 먼저 환자에게 그동안 생활하면서 수술 부위나 반대쪽 유방에 이상한 신호는 없었는지, 머리가 아프거나, 기침을 하거나, 허리가 많이 아프지 않는지 등을 자세히 물어 보는데 이때 환자가 주는 정보가 전이 여부를 의심하는 데 중요한 단서가 된다. 물론 이런 증상이 있다고 무조건 전이가 되었다고 단정할 수는 없지만 깨질 듯한 두통은 뇌 전이, 지속적인 요통은 골 전이를 의심해 볼 수 있다.

진찰로 암세포를 잡아내라
의사는 진찰을 하면서 크게 두 가지를 살펴본다. 한 가지는 수술 부위의 국소 재발이고, 또 한 가지는 수술받지 않은 반대쪽 유방에 암이 생기지 않았나 하는 것이다. 먼저 수술받은 유방이나 절제된 가슴벽 쪽에 혹이 새로 생기지는 않았는지, 목, 쇄골 상부, 겨드랑이에 림프절이 커지지는 않았는지 등을 확인한다. 유방암 치료를 받은 환자의 경우 반대쪽 유방에 암이 생길 확률이 일반인의 3~5배이다. 또한 유방암 수술을 받은 환자 중 매년 0.5~1%에서 반대쪽에 유방암이 생긴다고 알려져 있다. 그렇기 때문에 반대쪽 유방 역시 일반인들이 정기 검진을 받을 때와 마찬가지로 혹이 만져지지는 않았는지, 유두 분비물은 없는지, 림프절이 커지지는 않는지 등을 꼼꼼하게 확인해야 한다. 수술을 한 번 받은 환자의 경우는 혹이 새로 생겨도 수술 자국으로 오해할 수 있어 암을 알아채기가 쉽지 않다. 그렇기 때문에 정기적으로 진찰을 받는 것이 무엇보다 중요하다. 의사가 같은 환자를 주기적으로 진찰하다 보면 새롭게 생긴 미세한 변화를 좀 더 쉽게 잡아낼 수 있다.

유방 촬영술과 유방 초음파

유방암 수술을 받은 환자들도 일반 검진을 받는 여성들과 마찬가지로 수술 부위 및 반대쪽 유방 촬영술을 1년에 한 번씩 시행하여 재발 여부를 확인해야 한다. 환자의 상태와 의사의 판단에 따라 유방 초음파 검사를 추가로 할 수도 있다.

골 스캔 검사

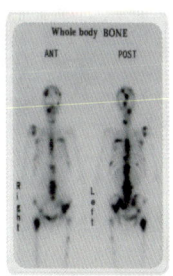

유방암 수술 후 환자의 골 스캔 검사에서 뼈 전이가 발견된 경우(검은 부위가 전이 부위이다.)

뼈는 유방암이 가장 흔히 전이되는 부분이다. 사실 대부분 뼈 전이가 생기면서 증상이 나타나기 때문에 요통과 같은 증상이 없는 환자의 추적 관찰을 위해 정기적으로 골 스캔 검사를 하는 것에 대해서는 아직까지 논란이 많다. 만일 허리에 지속적인 통증이 있거나 뼈 이외의 다른 부위에 전이가 되었다면 뼈 전이 역시 되었을 가능성이 크므로 반드시 골 스캔 검사를 시행해야 한다.

흉부 방사선 촬영 또는 흉부 CT 촬영

폐 역시 유방암 전이가 잘 되는 부위이다. 폐 전이가 생기더라도 대부분 천천히 진행되기 때문에 처음에는 증상이 거의 없는 경우가 많다. 하지만 폐 전이가 진행되면 만성 기침이 생기거나 조금만 걸어도 숨이 찰 수 있다. 전이 여부를 확인하기 위해 유방암 치료 후 5년 동안은 1년에 한 번씩 흉부 X선 촬영을 하게 되며 흉부 X선 사진 상에 이상 소견이 있거나 만성 기침이나 흉통처럼 폐 전이가 의심되는 증상이 나타나는 경우 흉부 CT 촬영을 추가로 시행한다.

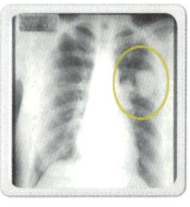

흉부 X선 사진 상에서 폐 전이가 발견된 경우

간 초음파 또는 복부 CT 촬영

간은 세 번째로 유방암이 많이 전이되는 기관이다. 간 전이가 되면 체중 감소나 식욕 감퇴, 소화 불량, 상복부 통증 등이 생길 수 있는데 이런 경우 반드시 간 초음파나 복부 CT 촬영으로 간 전이 여부를 확인한다.

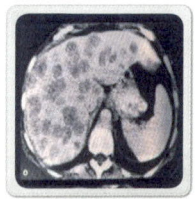

복부 CT 사진 상에서 다발성 간 전이가 발견된 경우

**질문: 요즘은 PET 검사를 하면
전부 다 볼 수 있다던데?**

PET 검사는 림프절 전이나 유방암 국소 재발, 뼈 전이 등을 확인하는 데 무척 유용한 검사입니다. 현재 PET 검사는 추적 관찰을 위한 표준 검사에는 포함되지 않지만 피 검사에서 종양 표지자 수치가 올랐거나 진찰 상에서 전이가 의심되는데 다른 영상 검사에서는 전이가 발견되지 않는 경우에 시행합니다.

피 검사로
재발을 확인할 수 있다

유방암이 생기면 암세포 표면에 있는 항원들이 떨어져 나오면서 항원을 인식하는 수치인 종양 표지자 수치가 올라간다. 종양 표지자의 종류는 암의 종류에 따라 매우 다양한데 그중 유방암 종양 표지자 검사에는 CEA와 CA 15-3가 있다. 종양 표지자 수치는 암뿐 아니라 염증과 같은 상황에서도 올라갈 수 있기 때문에 수치가 올라갔다고 해서 무조건 암이라고 확진할 수는 없다. 하지만 유방암 수술을 받은 환자에게 주기적으로 종양 표지자 검사를 하면 갑자기 수치가 올라간 경우 유방암이 재발되거나 전이되었을 가능성을 의심할 수 있다. 종양 표지자 검사는 추적 관찰을 위한 표준 검사 목록에는 포함되지 않지만 일반적으로 일 년에 한 번씩은 시행하는 것이 좋다.

재발 진단 후의 치료

국소 재발된 유방암의 치료

유방암 재발은 환자와 가족에게 청천벽력과 같은 소식일 수밖에 없다. 하지만 유방암이 재발했다고 해서 반드시 절망적인 것은 아니다. 다른 장기 전이 없이 국소 재발만 있는 경우의 5년 생존율은 52~84%로 높은 편이다. 만일 수술 부위에 다시 유방암이 생겼다면 환자의 상태에 따라 방사선 치료나 수술적 치료를 할 수 있다. 이전에 유방 보존술을 받은 유방에서 재발이 되었다면 광범위 유방 절제술을 추가로 시행한다.

반대쪽 유방에 유방암이 생겼다면?

반대쪽 유방에 생긴 유방암은 대부분 이전 유방암과는 상관없이 새로 생긴 암인 경우가 많다. 이 경우 처음 진단된 유방암과 마찬가지로 병기에 맞추어 치료를 진행한다.

다른 장기에 전이된 유방암의 치료

사실 유방암이 다른 장기에 전이되었다면 4기에 해당하기 때문에 치료가 쉽지 않다. 방사선 치료나 보조 화학 요법을 통해 통증을 경감시키거나 생존 기간을 늘려 주는 치료를 시행할 수 있다.

Step by step
유방암 치료 후 추적 관찰

검사 방법	검사 방법			
	첫 1년	2~3년	4~5년	5년 이후
병력 청취와 진찰	3~6개월마다	3~6개월마다	6~12개월마다	12개월마다
혈액 검사, 종양 표지자 검사	6개월마다	6개월마다	6개월마다	필요 시
흉부 방사선 촬영 혹은 흉부 CT 촬영	12개월마다	12개월마다	12개월마다	필요 시
유방 촬영술 (유방 초음파)	12개월마다	12개월마다	12개월마다	12개월마다
골 스캔	필요 시 (의심 증상이 생겼을 때)	필요 시	필요 시	필요 시
간 초음파 또는 복부 CT 촬영	필요 시	필요 시	필요 시	필요 시
타목시펜 복용 시 부인과 검진	12개월마다	12개월마다	12개월마다	
아로마타제 억제제 복용 시 골다공증 검사	12개월마다	12개월마다	12개월마다	

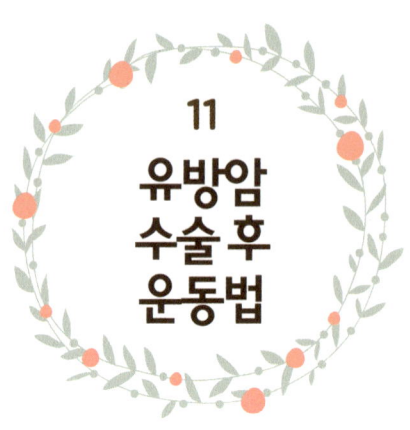

11
유방암 수술 후 운동법

진료실 이야기

42세 여성이 진료실을 찾았다. 여성은 유방암 수술을 받고 퇴원한 지 3주일 째로 특별히 통증 없이 매우 빠른 회복을 보이고 있다며 기뻐했다. 여성은 평소에 하루도 빼놓지 않고 운동을 해 왔는데, 수술하고 나서 모두들 꼼짝도 하면 안 된다고 해서 집에만 있었더니 좀이 쑤신다며 슬슬 운동을 시작하고 싶다고 했다. 그리고 이왕 운동을 할 거라면 유방암 수술 후유증 회복에도 도움이 되는 운동을 하고 싶다고 했다.

수술 후에는 정말 꼼짝도 하면 안 되는 걸까? 이 여성에게는 어느 정도 강도의 운동이 도움이 될까?

유방암 수술 후 운동법

유방암 수술이 아무리 다른 암 수술에 비해 간단한 편이라고 해도 유방암 수술 역시 전신 마취를 하는 대수술이기 때문에 회복을 하기 위해서는 충분한 시간이 필요하다. 특히 유방 절제술을 받은 경우에는 유방과 함께 일부 근육과 신경도 같이 제거되기 때문에 수술 직후에는 어깨나 팔을 움직이거나 깊게 숨 쉬기, 옷 입기, 샤워하기와 같은 간단한 동작마저도 어려울 수 있다.

많은 환자가 수술 후에는 충분히 쉬어야 회복이 빠르다고 생각해 침대에만 꼼짝 앉고 누워 있는 경향이 있다. 물론 수술 후에는 충분한 휴식을 취해야 한다. 하지만 수술 후 1년은 근육들이 다시 자리를 잡고 적응하는 중요한 시기이기 때문에 되도록 빨리 운동을 시작해 주는 것이 수술 후 부작용을 줄이고 빠른 시간 내에 일상생활에 복귀하는 데도 도움이 된다.

수술 후 운동 시작하기

수술 직후 실밥도 뽑지 않고, 배액관도 빼지 않은 상태에서 무리한 운동을 하면 상처 부위가 덧날 수 있다. 수술 후 몸과 마음이 모두 지친 상태에서 처음부터 무리한 운동을 하는 것도 도움이 되지 않는다. 수술 후 날짜에 맞추어 가벼운 운동부터 시작해 서서히 강도를 높이는 단계별 운동을 하는 것이 좋다. 수술 후 3~7일 동안에는 무리하지 않고 가벼운 동작을 하는 것이 좋다. 하지만 사람마다 수술 후의 회복 정도와 속도가 다르기 때문에 운동을 시작하기 전에 반드시 주치의와 상의할 필요가 있다.

질문: 수술 직후에는 가만히 누워서 몸조리만 해야 하는 것 아닌가요?

유방암 수술을 받고 나면 수술 부위에 고인 피와 분비물을 빼낼 수 있도록 수술 부위에 작은 피주머니인 배액관을 달게 됩니다. 이 주머니는 보통 분비물 양에 따라 다르지만 수술 후 7일 정도가 지나면 제거합니다. 수술 직후 운동을 한다면 이 주머니가 장애물로 작용할 수 있습니다. 또 실밥을 뽑기 전까지는 수술 부위가 터지지 않도록 운동을 할 때 주의해야 합니다.

그렇다고 보통 생각하는 것처럼 아무것도 하지 않고 몸조리를 하는 것이 좋은 것은 아닙니다. 특히 겨드랑이 림프절 절제술을 받은 경우에는 팔 운동에 장애가 생길 수 있기 때문에 가능한 한 빨리 간단한 어깨 운동부터 시작하는 것이 몸을 회복하는 데 도움이 됩니다.

수술 후 3~7일간 할 수 있는 운동

❶ 머리 빗기, 샤워하기, 옷 입기, 밥 먹기 등 간단한 활동을 할 때 수술받은 쪽의 팔을 정상적으로 사용해야 한다.
❷ 누워서 45분 동안 심장 위쪽으로 수술받은 쪽의 팔을 들어 올린다. 이때 손은 손목보다 높게, 팔꿈치는 어깨보다 약간 높게 위치할 수 있도록 베개 위에 팔을 올리는 것이 도움이 된다. 같은 동작을 하루에 2~3회 시행하면 수술 후에 생길 수 있는 부종을 감소시키는 데 도움이 된다.
❸ 손을 심장 위로 올린 상태에서 15~25분 동안 쥐었다 폈다 하거나 스펀지 공을 쥐고 가볍게 쥐었다 폈다 하면서 수술받은 부위의 팔 힘을 기른다.
❹ 수술받은 쪽의 팔꿈치를 구부렸다 폈다 하는 동작을 하루에 3~4회 반복한다. 이 운동은 팔 부위에 있는 림프액의 흐름을 좋게 해서 부종을 감소시키는 데 도움이 된다.
(* 수술받은 쪽으로 자거나 수술받은 팔에 기대서 자지 않도록 한다.)

운동 시작하기

본격적인 운동 시작하기

수술 부위 피주머니와 실밥까지 모두 제거하고 난 후에는 본격적으로 운동을 시작해야 한다. 수술 후 몸도 마음도 예전 같지 않고 꼼짝도 하기 싫은 것이 사실이다. 특히 방사선 치료를 받는 경우에는 피곤함도 배가 된다. 하지만 방사선 치료를 받으면 치료 후 6~9개월이 지날 때까지 팔과 어깨 운동의 장애가 생길 수 있기 때문에 더더욱 운동이 중요하다. 하루라도 빨리 규칙적인 운동을 시작하는 것이 보다 건강하고 나은 삶을 살아가는 데 중요한 열쇠가 된다는 점을 꼭 기억하자.

운동의 기본 원칙
- 운동을 할 때 편안하고 느슨한 옷을 입는다.
- 스트레칭 정도의 강도로 운동한다. 동작이 끝날 때마다 천천히 5까지 센다. 운동을 할 때 통증이나 경련이 느껴질 정도의 강도로 해서는 안 된다.
- 매번 5~7회 같은 동작을 반복한다.
- 유연성과 근육 강도를 갖게 될 때까지 하루에 두 번 운동한다.
- 운동을 하는 동안 깊게 숨을 들이마쉬고 내쉰다.
- 순서는 누워서 하는 것으로 시작해서 일어서서 하는 운동으로 끝나도록 구성한다.

어떤 운동을 하면 될까?

환자마다 회복 속도와 운동 능력, 몸 상태가 다르기 때문에 운동 프로그램을 결정하기 위해서는 의사나 물리 치료사 등과 충분한 상담을 거치는 것이 좋다. 유방암 회복 운동은 유방암 수술을 받은 환자들의 어깨와 가슴벽의 힘을 길러 주고 회복에 도움이 되는 동작이다. 그러나 따라 하는 과정에서 몸에 무리가 온다면 반드시 주치의와 상담하여 운동 프로그램을 수정할 필요가 있다.

누워서 운동하기

막대기 운동

- 손바닥을 위로 향하게 하여 양손으로 막대기를 잡는다.
- 막대기를 가능한 한 머리 위로 들어 올린다. 수술받은 쪽의 팔이 펴졌다고 느껴질 때까지 수술받지 않은 쪽 팔에 힘을 줘서 들어 올린다.
- 5초 동안 유지하다가 팔을 아래로 내린다.
- 같은 동작을 5~7회 반복한다.

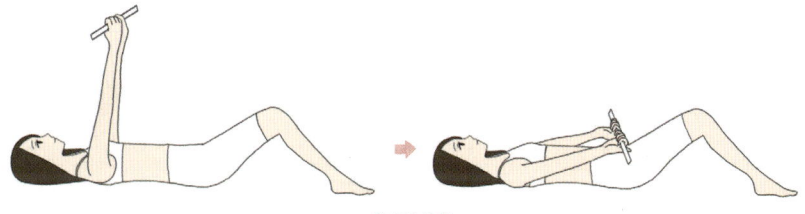

막대기 운동

팔꿈치 운동

- 목뒤로 손을 깍지 끼고 팔꿈치를 귀 옆에 붙인다.
- 서서히 팔꿈치의 힘을 빼 침대나 바닥 아래로 내리고 5초간 유지한 후 다시 팔꿈치를 귀 옆으로 들어 올린다.
- 같은 동작을 5~7회 반복한다.

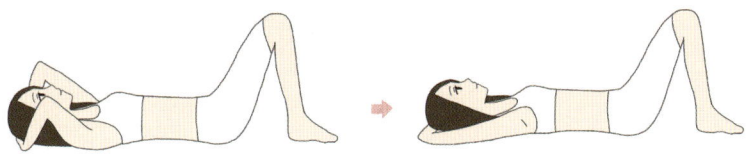

팔꿈치 운동

앉아서 운동하기

상체 옆으로 구부리기

- 의자에 앉아 손을 무릎 위로 모은다.
- 팔을 쭉 펴고 천천히 머리 위로 올린다.
- 팔을 머리 위로 올린 상태에서 상체를 오른쪽으로 구부린다.
- 처음 자세로 돌아오고 왼쪽으로 구부린다.
- 같은 동작을 5~7회 반복한다.

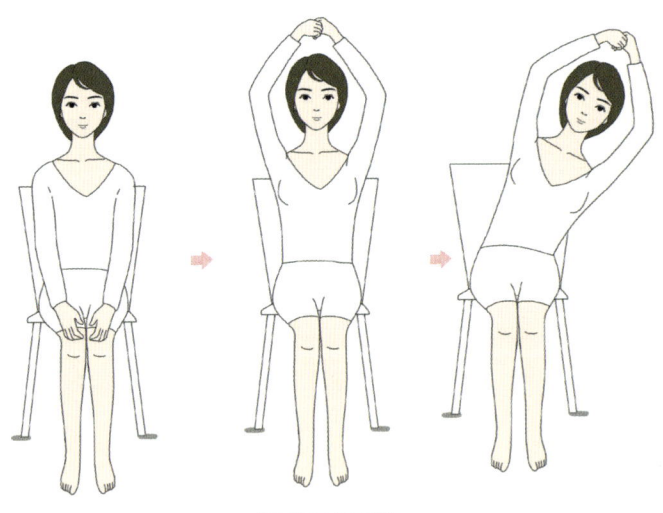

상체 옆으로 구부리기

어깨 스트레칭 1

- 책상 쪽으로 의자를 잡아당겨 등을 기대 앉는다.
- 수술받은 팔을 90°로 구부려 책상에 올려놓는다.
- 수술받은 팔을 앞으로 쭉 펴면서 내민다.
- 다시 팔꿈치를 90°로 최대한 구부리면서 원래대로 당긴다.
- 같은 동작을 5~7회 반복한다.

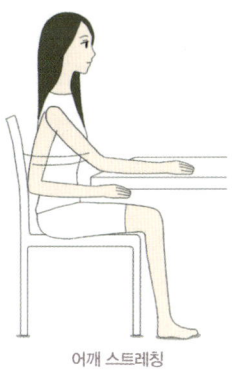

어깨 스트레칭

어깨 스트레칭 2

- 등을 기대지 않은 채로 의자에 앉는다.
- 팔꿈치를 90°로 구부려 옆구리에 바짝 붙인다.
- 어깨 높이를 그대로 유지한 상태로 구부린 팔꿈치를 뒤로 뺐다가 제자리로 놓아온다.
- 같은 동작을 5~7회 반복한다.

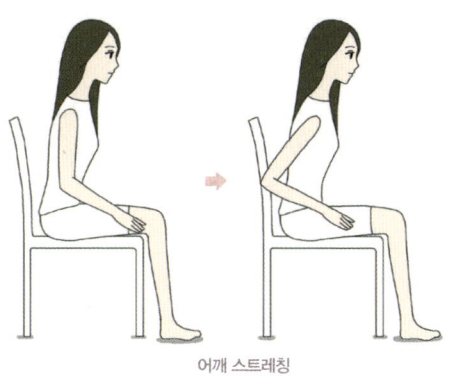

어깨 스트레칭

시계추 운동

- 의자에 앉아 팔에 힘을 빼고 아래로 늘어뜨린 후 몸을 앞으로 숙인다.
- 늘어뜨린 팔을 이용해 작은 원을 그리며 시계추처럼 좌우로 움직인다.
- 다시 처음 자세로 돌아온다.
- 같은 동작을 5~7회 반복한다.
- 운동이 익숙해지면 선 채로 같은 동작을 반복한다.

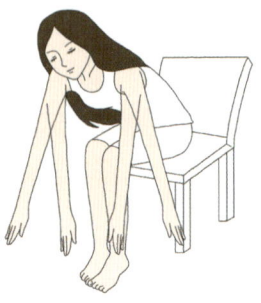

시계추 운동

서서 운동하기

흉벽 스트레칭

- 벽의 모서리 부위로 20~25cm 정도 가까이 다가가 벽을 마주 보고 선다.
- 팔꿈치를 구부리고 손바닥과 팔을 벽면에 붙인다. 팔꿈치는 최대한 어깨 높이와 수평이 되도록 한다.
- 팔과 다리를 그 상태로 유지한 상태에서 가슴을 모서리로 이동한다. 가슴과 어깨가 펴지는 느낌이 날 때까지 몸을 벽으로 민다.
- 처음 위치로 되돌아온다.
- 같은 동작을 5~7회 반복한다.

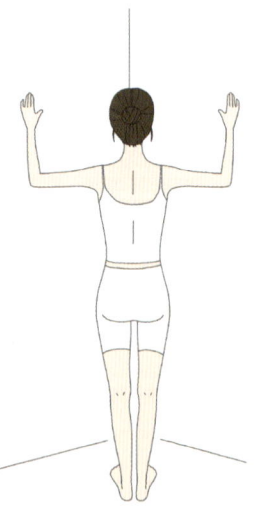

흉벽 스트레칭

어깨 펴기

- 벽에서 20~25cm 정도 떨어진 상태에서 벽을 보고 선다.
- 손을 벽에 붙이고 손바닥을 사용하여 스트레칭을 하는 느낌이 들 정도로 손을 쭉 편다.
- 처음 자세로 되돌아온다.
- 같은 동작을 5~7회 반복한다.

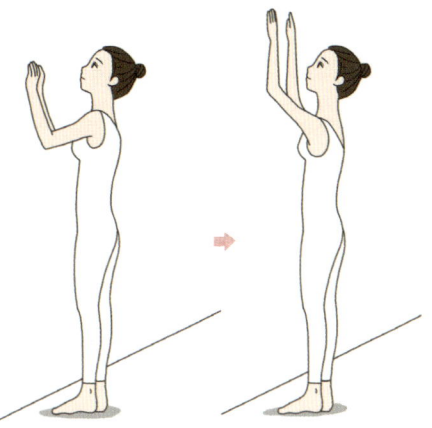

어깨 펴기

*운동 시 주의해야 할 적신호

- 운동 중에 균형 감각이 떨어지거나 자꾸 넘어지는 경우
- 통증이 점점 심해지는 경우
- 팔에 이전에 없던 묵직한 느낌이 갑자기 드는 경우
- 일상적이지 않은 부종이 생기거나 있던 부종이 점점 심해지는 경우
- 두통, 어지러움이 생기거나 시야가 흐려지는 경우

운동을 하다가 이런 증상들이 나타나면 반드시 중단하고 주치의와 상담해 볼 필요가 있다.

수건을 이용한 어깨 운동

- 수건을 등 뒤에서 잡는다.
- 양손으로 수건을 잡고 위아래로 어깨와 양팔이 당길 정도로 잡아당긴다.
- 위아래로 움직이는 동작을 5~7회 반복한다.
- 좌우로도 위와 같은 동작을 반복한다.

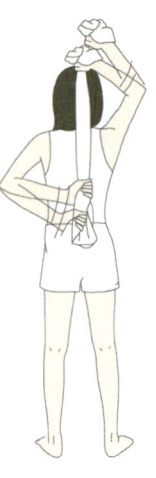

수건을 이용한 어깨 운동

질문: 운동을 했더니 팔 뒤쪽이 저리고 욱신거리는데, 그만둬야 할까요?

많은 여성이 운동을 시작한 직후 팔 뒤쪽이나 가슴 부위에 열감이나 저린 증상, 욱신거림 등을 호소합니다. 이런 현상은 수술받으면서 자극받은 신경들이 운동을 통해 민감해지면서 생기는 증상입니다. 특별히 부종이 생기거나 통증이 심한 경우가 아니라면 운동을 계속하는 것이 좋습니다.

운동 전에 근육이 이완되도록 따뜻한 물로 샤워를 하거나 운동 후 불편한 부위를 손이나 부드러운 천을 이용해 가볍게 마사지해 주면 증상 호전에 도움이 됩니다.

Step by step
유방암 수술 후 운동법

1단계
수술 후 3~7일간은 서서히 몸을 움직이는 운동부터 시작한다. 머리 빗기, 수저질 같은 가벼운 활동부터 시작해 무리가 가지 않는 범위에서 가볍게 팔을 들어 올리는 운동을 한다.

2단계
수술 후 1주일이 지나고 배액관을 제거했다면 좀 더 운동 범위를 넓힌다. 아직 수술 부위가 당길 수 있으므로 팔을 상하로 이동시키는 운동부터 서서히 시작한다.

3단계
수술 후 2주일이 지나고 봉합사까지 제거했다면 운동 프로그램을 참고하여 본격적인 운동을 시작한다. 운동은 하루에 두 번 하고, 한 번 할 때 같은 동작을 5~7회 반복한다.

4단계
운동을 하는 중에 몸에 조금이라도 이상 신호가 오면 운동을 멈추고 병원을 찾는다.

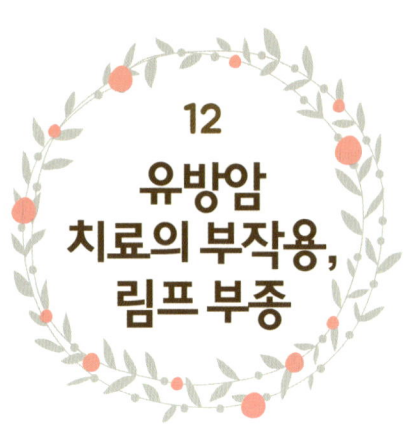

12
유방암 치료의 부작용, 림프 부종

진료실 이야기

52세 여성이 오른쪽 유방암 수술을 받고 6개월이 지나서 예약 날짜보다 일찍 병원을 찾았다. 수술 후 조금씩 오른팔이 붓는 증상이 있어 최대한 무리하지 않으려고 노력하다가 3일 전에 이사를 하면서 짐을 조금 날랐더니 심하게 부어올랐다고 했다. 진찰 결과 림프 부종 소견이 보였다. 여성은 림프 부종이 한 번 생기면 돌이킬 수 없고 치료가 안 된다고 들었다며 매우 걱정하였다.

여성의 말대로 림프 부종은 불치병일까? 이 여성의 팔이 더 악화되는 것을 막기 위한 방법에는 어떤 것들이 있을까?

림프 부종은 왜 생길까?

림프액이 림프계에서 빠져나와 조직 사이에 고이면서 생기는 부기를 림프 부종이라고 한다. 유방암 수술을 하게 되면 겨드랑이 림프절 절제를 함께 한다. 수술 방법과 환자의 암이 퍼진 정도에 따라 감시 림프절만 떼어 낼 수도 있고, 경우에 따라서는 겨드랑이 림프절 전체를 들어내야 하는 경우도 있다. 수술로 림프절과 림프관의 일부가 제거되면 당연히 온몸을 도는 림프액의 방향에도 문제가 생길 수밖에 없다. 겨드랑이 림프절을 거쳐 가슴, 유방, 팔을 통해 심장으로 들어가는 림프액들은 길이 막히면서 피부와 피하 지방층 사이사이에 고이게 된다. 수술뿐 아니라 방사선 치료 역시 겨드랑이 림프절에 손상을 주면서 림프 부종을 유발할 수 있다.

림프의 구조 엿보기

동맥과 정맥, 모세 혈관으로 구성된 혈관계를 통해 혈액이 움직이듯이 림프계를 통해 투명한 림프액이 우리 몸 전체를 움직인다. 림프액에는 단백질, 소금, 물 그리고 우리 몸의 면역을 담당하는 백혈구가 있다. 림프액은 림프관으로 흡수되어 하수도처럼 복잡한 구조를 거쳐 림프절에 들렀다가 심부 림프관을 거쳐 정맥과 만나 다시 심장으로 돌아간다. 림프절은 우리 몸에 들어온 세균을 걸러 주고, 세균과 싸울 면역 세포를 만들어 내는 중요한 역할을 담당한다.

림프 부종
언제 조심해야 할까?

림프 부종은 보통 오랜 시간에 걸쳐 서서히 생기지만 사람에 따라서 생기는 시기가 다르다. 수술이나 방사선 치료를 받은 직후에 생길 수도 있지만 수개월에서 수년이 지나서 갑자기 생길 수도 있다. 수술 후 2~3년이 지났을 때가 림프 부종이 가장 많이 생기는 시기인데 대부분 처음에는 조심해서 일상생활을 하다가 3년 정도 지나면 무리한 활동이나 운동 등을 슬슬 시작하기 때문이다. 그러므로 수술 후에는 언제든지 림프 부종이 생길 수 있다는 사실을 명심하고 평생 조심한다는 생각을 가져야 한다.

림프 부종의 증상

림프 부종의 첫 증상은 수술 부위와 그 주위의 피부가 부은듯한 느낌이 드는 것이다. 부은 부위를 손가락으로 누르면 쑥 들어갔다가 그 부위를 심장 높이로 올리면 부기가 빠진다. 림프 부종이 더 심해지면 부은 부위의 피부가 딱딱해지면서 심장 높이로 올려도 더 이상 부기가 빠지지 않게 된다. 부종의 진행 단계에 따라 림프 부종은 0~3기로 나뉘는데 진행이 될수록 치료는 어려워진다. 그렇기 때문에 림프 부종의 초기 증상을 잘 기억해 두었다가 빨리 치료를 받는 것이 중요하다.

*림프 부종을 의심할 수 있는 적신호

- 유방, 흉부, 어깨, 팔, 손 부위에 부종이 생기는 경우
- 어깨, 팔, 손 주위가 무언가로 꽉 차 있거나 무거운 느낌이 드는 경우
- 피부가 직물처럼 변하고, 단단하거나 딱딱하게 느껴지면서 붉게 변하는 경우
- 어깨나 손, 손목 같은 관절 부위에 운동성과 유연성이 감소하는 경우
- 팔을 재킷이나 셔츠 소매에 넣기 불편할 경우

림프 부종 예방하기

한 번 생긴 림프 부종은 없애기 어려우므로 림프 부종이 생기지 않도록 예방하는 것이 가장 중요하다. 물론 림프 부종을 완벽하게 예방할 수 있는 방법은 아직 없다. 하지만 림프 부종의 3대 천적을 피하면 림프 부종의 발생을 예방할 수 있다.

감염 피하기

림프계는 우리 몸이 감염과 맞서 싸우는, 마치 군대와 같은 역할을 한다. 외부에서 적이 들어오면 당연히 군인의 수를 늘리듯 자연스럽게 림프액의 양도 많아진다. 그렇지 않아도 길이 막혀서 림프액이 갈 곳 없이 정체되는 상황에서 림프액의 양이 늘어나면 당연히 림프 부종도 심해진다.

실천 방법

- 피를 뽑거나 주사를 맞을 때는 수술받지 않은 팔을 이용한다.

- 보습제나 크림을 이용해 팔의 피부와 겨드랑이를 항상 촉촉한 상태로 유지한다.
- 손톱깎이보다는 손톱 손질용 줄을 이용해 손톱이 피부에 상처를 주는 일을 막는다.
- 피부에 작은 상처가 생기면 반드시 비누와 물을 이용해 상처를 깨끗이 씻어 내고 항생제 연고를 바른 후 반창고를 붙인다. 상처가 좀 크다 싶으면 꼭 병원에 가서 치료를 받도록 한다.
- 화학 세제나 철 수세미를 사용할 때 보호용 장갑을 착용한다.
- 바느질을 할 때는 반드시 골무를 사용한다.
- 겨드랑이 털을 제모할 때는 날로 된 면도기나 제모 크림보다는 피부에 자극이 적은 전기 면도기를 사용한다.
- 야외 외출 시에는 벌레에 물리지 않도록 방충에 유의한다.
- 급격한 온도 변화를 피한다. 추운 곳에 나갔다가 따뜻한 곳에 들어오면 피부에 미세한 균열이 생기면서 쉽게 감염이 될 수 있다.

열 피하기

신체에 과도한 열이 가해지면 우리 몸에서 림프액의 생성이 활발해지면서 림프 부종이 생길 수 있다.

실천 방법
- 햇빛이 뜨거운 날은 외출을 삼간다.
- 팔에도 반드시 자외선 차단 지수 15 이상의 자외선 차단제를 바른다.
- 요리할 때 튀김 기름이나 뜨거운 증기에 의해 화상을 입지 않도록 주의하고 뜨거운 그릇을 잡을 때는 반드시 장갑을 낀다.

- 뜨거운 욕조에 들어가거나 사우나를 하지 않는다.
- 팔이 부었다고 해서 절대로 핫팩 등을 이용한 온찜질을 해서는 안 된다.

압력 피하기

팔을 조이거나 압박하게 되면 림프관이 좁아지게 되어 그렇지 않아도 갈 곳 없는 림프액의 정체 현상이 더 심해져 림프 부종이 악화된다.

실천 방법
- 팔이 조이지 않는 옷을 입고 수술받은 팔에는 시계나 팔찌 등의 착용을 피한다.
- 서류 가방이나 핸드백을 가지고 다닐 때 어깨에 메지 않도록 한다.
- 브래지어는 어깨끈이 느슨하거나 어깨끈 없이 패드만으로 지지되는 상품을 택해 어깨 부담을 줄인다.
- 유방 절제술 이후에 유방 보조기를 사용한다면 가벼운 제품을 사용한다. 무거운 보조기는 어깨에 많은 압력을 주게 된다.
- 수술받은 팔에서는 혈압을 재지 않는다. 만일 양쪽 유방을 모두 수술받은 경우라면 팔 대신 허벅지 등에서 혈압을 재도록 한다.
- 장시간의 비행은 기내의 낮은 압력으로 림프 부종을 악화시킬 수 있으므로 피한다. 불가피하게 비행이 필요하다면 적절히 조이는 소매의 옷을 입도록 한다. 적절한 압박은 림프액이 모이기 전에 림프관으로 흘러가는 것을 도와 줘 림프 부종을 막을 수 있다. 비행 중에 심장 위로 팔을 들어 올리는 것도 도움이 될 수 있다.

림프 부종 치료하기

림프 부종의 치료에서 가장 중요한 것은 최대한 빨리 치료를 시작하는 것이다. 부종이 진행되면 진행될수록 치료가 어렵기 때문에 초기에 관리를 시작해 부종의 진행을 막는 것이 치료의 핵심이다. 림프 부종의 치료법에는 마사지법, 붕대법, 압박 스타킹 착용법, 운동법, 약물 요법, 수술 요법 등이 있다. 림프 부종이 생겼다면 최대한 빨리 병원에 가서 현재 림프 부종이 어느 정도 상태인지 확인하고 그에 맞는 치료를 시작해야 한다. 특히 마사지법, 붕대법, 운동법은 환자나 보호자도 교육만 받으면 쉽게 배울 수 있는 방법이다.

심장 위로 팔 들어 올리기

림프 부종의 기본 치료법이다. 림프액은 순환을 통해 심장으로 들어가기 때문에 심장 위로 올려놓으면 부기가 빠지고 부종으로 생기는 불편한 느낌도 감소된다. 그렇다고 하루 종일 팔을 올리고 다닐 필요는 없다. 밤에 자는 동안 림프 부종이 생긴 쪽의 팔을 베개 위에 올려놓으면 충분이 도움이 된다.

림프 마사지

마사지를 통해 림프액을 정상 림프절 쪽으로 보내 제대로 흘러가도록 해 주는 방법이다. 무작정 부은 부위를 쓸어 주는 것이 아니라 정체된 위치와 정체된 림프액을 보낼 위치를 정확히 파악하여 올바른 방향으로 마사지를 해 주어야 한다.

압박법

외부에서 석절한 압력을 가하면 림프의 순환이 촉진되면서 말초 림프관 내로 림프액이 원활하게 들어가 림프 부종을 호전시킬 수 있다. 압박법으로는 붕대법과 압박 스타킹 착용법이 대표적이다. 주치의와 상의해서 적당한 방법을 실천하면 림프 부종이 호전되는 효과를 기대할 수 있다.

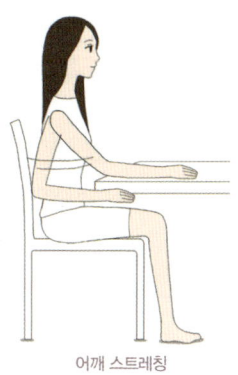

어깨 스트레칭

운동으로 림프 흡수 돕기

운동을 꾸준히 하면 림프액의 활동이 늘어나고 흡수력이 증가하면서 림프 부종의 개선에 도움이 된다. 올바른 운동법을 익히는 것이 중요하기 때문에 의사에게 운동법을 점검받을 필요가 있다. 운동을 했는데 오히려 부종이 심해진다면 운동법에 문제가 있는 것일 수 있다.

실천 방법

- 운동을 하는 동안에는 꼭 압박 붕대나 스타킹을 착용한다.
- 약하게 시작해서 서서히 속도와 강도를 높이도록 한다.
- 운동을 하는데 팔에 저린 증상이 나타나거나, 통증이 느껴지거나, 부기가 심해진다면 운동 강도를 줄이거나 중단하도록 한다.
- 운동 전후에 팔 둘레를 재서 기록해 놓으면 운동의 효과와 부작용을 확실히 알 수 있다.

질문: 압력은 림프 부종의 3대 천적 중 한 가지 아닌가요?

과도한 압력은 림프 부종을 유발시키지만 적절한 위치의 적절한 강도의 압박은 정체된 림프액이 림프관으로 흘러가는 것을 도와줍니다. 물론 적절한 위치와 강도가 중요하기 때문에 충분히 교육을 받은 후에 림프 마사지를 시행해야 합니다.

Step by step
림프 부종

1 단계
유방암 수술을 받았다면 림프 부종이 생기는 것을 막기 위해 림프 부종의 3대 천적인 열, 감염, 압력을 피하는 방법을 적극적으로 실천한다.

2 단계
수술받은 팔이 붓기 시작한다면 진료실에 내원하여 림프 부종인지 아닌지 정확하게 진단받는다.

3 단계
림프 부종을 진단받았다면 악화되는 것을 방지하기 위해 운동, 림프 마사지, 압박법 등을 규칙적으로 시행한다.

4 단계
그래도 호전이 없다면 주치의와 상담하여 압력 펌프 치료, 약물 치료, 수술 치료 등 다른 방법에 대해 고려해 본다.

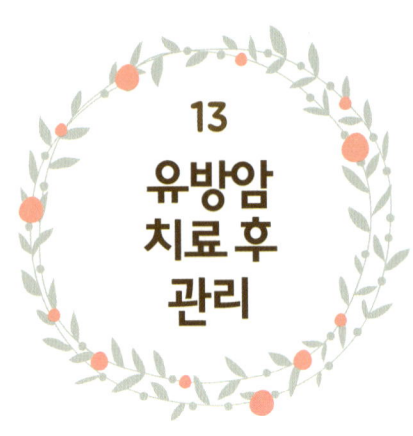

13
유방암 치료 후 관리

🎀 진료실 이야기

45세 여성이 진료실에 내원했다. 여성은 4년 전에 유방암 수술과 방사선 치료를 모두 마치고 이제 호르몬 치료를 하고 약을 복용하면서 정기적으로 진료를 받는 중이었다. 여성은 유방암 치료를 받으면서 인생에 대해 다시 생각하게 되었고, 그 후로 제2의 인생을 살게 되었다는 이야기를 했다. 하지만 여전히 유방암이 재발하지 않을까 하는 생각에 걱정을 떨칠 수 없다고 했다. 여성은 앞으로 재발을 막기 위해 자신이 할 수 있는 모든 것을 알려 달라고 했다.

이 여성에게 어떤 방법을 알려 줄 수 있을까? 먹고 마시는 생활 습관을 고치는 것만으로도 유방암 재발을 완벽하게 막을 수 있을까?

유방암 치료의
모든 여정을 마친 후

　모든 암 치료가 마찬가지이듯 유방암 치료 역시 힘들고 지루한 긴 여정이다. 하지만 최근에는 유방암 조기 발견율이 증가하고 유방암 치료제 역시 발달하면서 유방암 환자의 생존율이 점차 증가하고 있다. 그렇기 때문에 유방암 치료의 모든 여정을 마친 후에는 제2의 인생을 적극적으로 준비할 필요가 있다. 과연 어떻게 하면 더욱 건강하고 행복하게 살 수 있을까? 실제로 모든 치료를 마치고 정기적으로 진료실을 찾는 환자들이 가장 궁금해하는 것이 바로 어떻게 먹고, 어떻게 운동하며, 어떻게 살아야 재발 없이 남은 인생을 즐겁게 살 수 있는가 하는 것이다. 안타깝게도 이러한 질문에 대해 명쾌한 정답을 제시하기에는 연구 결과들이 부족한 것이 사실이다. 하지만 유방암 재발을 막는다고 밝혀진 몇 가지 열쇠가 있다.

꾸준히 운동하자

　운동을 하면 피 속에 있는 호르몬 중 암세포를 자극하는 여성 호르몬이나 성장 호르몬이 줄어들면서 암세포가 활성화되거나 성장하는 것을 막아 유방암 재발률이 감소한다. 실제로 보통 걸음으로 하루 30분에서 1시간 동안 1주일에 6일간 꾸준히 걷기 운동을 하면 유방암과 관련된 사망률이 감소한다는 연구 결과가 나온 적이 있다.

정상 체중을 유지하자

비만은 유방암 수술 및 치료 후 사망률과 재발률을 증가시키는 것으로 알려져 있다. 지방 세포가 유방암 세포를 자극하고 성장시키는 여성 호르몬을 분비하고, 살이 찌면 암세포를 성장시키는 인슐린 또한 증가하기 때문이다. 유방암 치료를 마친 후에 체력을 회복하기 위해 지나치게 많이 먹고 운동은 하지 않아 갑자기 살이 찌는 경우가 있다. 하지만 이런 경우 오히려 유방암 재발률이 늘어나기 때문에 유방암 치료 후에도 적절한 운동과 식이 요법을 통해 정상 체중을 유지하는 것이 무엇보다 중요하다.

질문: 몇 킬로그램이 정상 체중인가요?

아시아 여성의 비만도를 측정하는 체질량 지수(Body Mass Index)를 기준(체중kg/키mX키m)으로 23 이상이면 과체중, 25 이상이면 비만이라고 합니다. 유방암 치료를 받은 환자는 체질량 지수 18.5~22.9를 유지하는 것이 좋습니다.

어떻게 먹어야 할까?

식사는 인생의 큰 즐거움 중 하나이지만 올바른 식사법은 큰 숙제이기도 하다. 유방암 치료를 받고 나면 기운을 회복한다고 보약이나 몸에 좋다는 음식을 찾는 경우가 많다. 하지만 다음과 같은 간단한 원칙을 지키는 것이 그 어떤 보약보다도 몸에 좋다는 사실을 명심하자.

서양 식단보다는 한국 식단의 음식

기본적으로 고기, 햄, 빵, 케이크, 파스타 등 당분과 지방이 많은 서양식 음식보다는 현미밥과 생선, 닭고기, 채소, 나물 등으로 짜여진 균형 잡힌 한국 식단이 우리 입맛에도 맞을 뿐 아니라 몸에도 더 좋다.

밥상에 푸른 채소는 늘 세 가지 이상

채소류에 들어 있는 섬유소와 각종 비타민, 색소 성분, 페놀 화합물 같은 식물성 화학 물질은 암을 예방하는 효과가 있다. 특히 베타카로틴이 많은 당근, 토마토, 호박, 상추, 근대, 고추, 시금치, 쑥갓 등이 좋다.

하루 두 종류 이상의 과일

과일에는 암 재발률을 감소시키는 것으로 알려진 비타민 C, E를 비롯한 여러 항산화 물질이 풍부하다. 과일마다 함유한 영양소의 종류가 서로 다르므로 하루 두 종류 이상의 과일을 챙겨 먹는 것이 좋다.

과다한 지방 섭취 금물

유방암 환자가 과다한 지방, 특히 포화 지방산을 섭취하면 유방암 생존율이 낮아진다. 포화 지방산은 붉은 쇠고기나 버터 등에 많이 포함된 지방이다. 그렇기 때문에 포화 지방산이 함유된 음식은 되도록 적게 먹는 것이 좋다. 그렇다고 지방을 무조건 적게 먹는 것은 좋지 않다. 지방 중에도 고등어, 연어 등에 함유된 지방은 유방암 재발 예방에 도움이 되는 좋은 지방이기 때문에 좋은 지방과 나쁜 지방을 확실히 구별해서 골라 먹는 지혜가 필요하다.

* 좋은 지방과 나쁜 지방 구분하기

나쁜 지방
포화 지방산이 많이 함유된 음식
- 쇠고기, 돼지고기에 들어 있는 동물성 기름
- 버터, 치즈 등의 낙농 제품

트랜스지방산이 많이 함유된 음식
- 마가린, 쇼팅, 마요네즈, 도넛, 케이크, 쿠키, 크래커 등

좋은 지방
불포화 지방산이 많이 함유된 음식
- 고등어, 꽁치, 참치, 연어, 청어, 숭어 등

체내 인슐린 생산 줄이기

인슐린은 우리가 포도당을 많이 먹어 피 속에 혈당이 올라가면 분비되는 호르몬이다. 인슐린의 역할은 피 속의 혈당을 간과 근육 같은 곳에 저장 시켜 혈당을 낮추는 것이다. 인슐린은 이런 역할뿐 아니라 암세포를 자극해 성장하게 하는 역할도 한다. 그렇기 때문에 몸 안의 인슐린 생산을 줄이는 식생활이 필요하다.

인슐린 생산을 높이는 음식

혈당이 올라가면 그 신호를 받고 인슐린 분비가 증가되기 때문에 혈당을 갑자기 올리는 음식은 좋지 않다. 체내 인슐린 생산을 늘리는 대표적인 음식으로 흰 설탕, 흰 밀가루로 만든 빵, 과자가 있다. 흰 쌀밥보다는 현미나 잡곡밥을, 흰 밀가루로 만든 빵보다는 잡곡빵을 먹는 것이 좋다.

콩과 유방암과의 관계

최근까지는 피토에스트로겐이라는 식물성 에스트로겐이 여성 호르몬 작용도 하지만 반대로 항에스트로겐 작용이 있어 유방암을 예방하는 기능이 있다고 알려져 왔다. 피토에스트로겐은 특히 콩에 많이 함유된 것으로 알려져 있다. 하지만 최근 동물 실험에서 식물성 에스트로겐의 성분인 이소플라본 중 하나인 제니스테인이 유방암 세포의 성장을 촉진시키는 결과가 나와 큰 화제가 되었다.

여태껏 항암 효과가 있는 것으로 알려진 콩이 오히려 유방암을 유발할 수 있다고 대대적으로 뉴스에 보도되면서 유방암 환자들은 큰 혼란을 겪었다. 결론적으로 이야기하면 우리가 평소 된장찌개나 콩자반, 두부,

두유를 먹는 정도로 유방암이 재발하지는 않는다. 하지만 더 많은 연구 결과가 나올 때까지 호르몬 대체 요법으로 식물성 에스트로겐 제제를 사용하거나 고농도의 콩을 이용한 건강 보조 식품 등의 섭취를 하는 것은 삼가는 것이 좋다.

과음과 흡연은 만병의 근원

말할 필요도 없이 과음과 흡연은 좋지 않다. 많은 양의 음주는 유방암의 사망률을 증가시킨다. 흡연 역시 니코틴이 몸 안의 면역 능력을 저하시켜 유방암 세포를 성장시키면서 유방암 사망률을 증가시킨다. 그렇기 때문에 유방암 치료를 받은 환자에게 금연은 필수이다.

종합 비타민 복용

베타카로틴이나 비타민 C, D, E 및 미네랄은 암 사망률을 감소시키는 것으로 알려진 물질들이다. 이런 물질들은 당근, 토마토, 호박 같은 채소나 과일에 많이 함유되어 있는데 직접 섭취하는 것이 가장 좋은 방법이다. 매일 과일과 채소를 챙겨 먹는 것이 힘든 상황이라면 비타민 제제를 복용하면서 섭취하면 된다. 단, 비타민 제제마다 성분이 조금씩 다르므로 의사와 상담한 후에 필요한 성분이 들어 있는 제품으로 고르도록 하자.

Step by step
유방암 진단 후 생활 방식 고치기

1 단계
적절한 식사와 하루 30분 이상의 운동을 통해 체중을 유지하자.

2 단계
쌀밥, 밀가루 빵 대신 잡곡밥, 현미밥을 섭취하자.

3 단계
하루 5가지 이상의 채소, 과일을 섭취하자.

4 단계
한식 위주의 식단으로 바꾸자. 단, 간은 싱겁게 하자.

5 단계
지방, 특히 동물성 지방 섭취를 줄이자.

6 단계
금주 및 금연을 실천하자.

7 단계
식물성 에스트로겐이 포함된 건강 식품은 피하고, 채소, 과일 섭취가 힘들면 종합 비타민제를 복용하자.

부록
역사 속 유방 이야기

유방이란 과연 우리에게 어떤 의미일까? 여성을 아름답게 하는 보석 같은 존재일까? 남성을 유혹하는 성적인 무기일까? 아이가 세상에 태어나 살아갈 수 있도록 해 주는 생명의 원천일까? 아니면 그저 눈, 코, 입과 다를 바 없는 신체 일부분일 뿐일까? 답은 모두 맞기도 하고 모두 틀리기도 하다.

사람들은 끊임없이 유방에 여러 가지 의미를 부여했다. 유방은 때로는 신성한 존재로 숭배의 대상이 되었고, 때로는 부끄러운 존재로 멸시받았다. 유방의 입장에서는 억울할지도 모른다. 여성이 지구 상에 존재한 순간부터 함께했고, 수억 년의 시간을 한결같이 지내 왔건만 사람들은 늘 변덕을 부리며 유방을 사랑하지만 때로는 멸시하기도 하니 말이다. 그것은 곧 유방이 사람들에게 많은 관심을 받고 있다는 의미 아닐까?

그럼 지금부터 한때는 화려했고, 한때는 한 많았던 굴곡 있는 유방의 역사 속으로 들어가 보자.

생명의 근원, 유방

요즘은 아기를 낳으면 모유 수유를 할지 분유를 먹일지 고민하지만 19세기 말까지는 갓 태어난 아기에게 엄마 젖 말고는 다른 선택의 여지가 없었다. 먹을 것이 없고, 태어난 아기의 절반은 죽고 선택된 아기들만이 살아남는 척박한 시대에 여성의 유방은 남녀 모두에게 생명이고, 희망이고, 신이었다. 사람들은 생명에 대한 경외심을 담아 유방 그림을 바위에 새기고, 나무를 다듬어 표현했는데 그 결과물이 지금도 세계 곳곳에서 발견되고 있다.

기원전 2만 3천년경의 작품으로 추정되는 비너스상

오른쪽 석상은 기원전 2만 3천년경에 만들어진 것으로 추정되는, 프랑스와 이탈리아 국경 지대에 있는 그리말디 동굴에서 발견된 비너스상이다. 아이를 한 명이라도 더 낳을 수 있는 풍만한 엉덩이와, 많은 아기에게 젖을 먹일 수 있는 큰 유방을 가진 여자야말로 여신 같은 존재였다.

고대 이집트 시대의 그림을 살펴보자. 이 그림

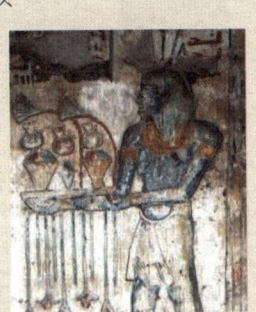

기원전 1342년 작품으로 추정되는 나일강의 신 하피의 부조상

의 주인공은 나일강의 남성신 하피인데, 자세히 보면 뾰족한 모양의 유방이 있는 것이 보인다. 하피는 풍년을 위해 마른 땅에 충분한 물을 공급해 주는 생명과 풍요를 상징하는 신이었다. 하피가 남자임에도 불구하고 풍만한 유방을 가지고 있는 것은 바로 이런 이유 때문이다.

집 안으로 숨어들어 간 유방

항상 신성한 존재로 떠받들여질 것만 같았던 유방의 막강한 권력은 고대 그리스 시대로 가면서 주춤한다. 고대 그리스 신화에 등장하는 모든 신의 왕은 제우스이다. 이전까지 대부분의 신이 여신으로 표현되었던 것과 비교하면 여신이 남신에게 밀리기 시작한 것을 눈치챌 수 있다. 제우스의 부인이자 질투의 화신인 헤라, 미의 상징인 비너스와 같은 여신도 있지만 구석기, 신석기, 청동기 시대에 절대 권력을 지니고 있던 여신들에 비하면 살짝 힘이 빠진 것이 사실이다.

유방의 의미 역시 여신들의 지위가 하락하면서 함께 떨어졌는데 이때 만들어진 사랑의 신 아프로디테의 조각상을 보아도 알 수 있다. 적당히 살이 붙은 통통한 허리선과 불룩한 가슴은 미의 여신답게 무척 아름답다. 하지만 앞서 본 비너스상과 비교했을 때 중요한 차이가 보인다. 바로 손으로 가슴을 살짝 가리고

고대 아프로디테 조각상. 손으로 유방을 살짝 가리고 있다.

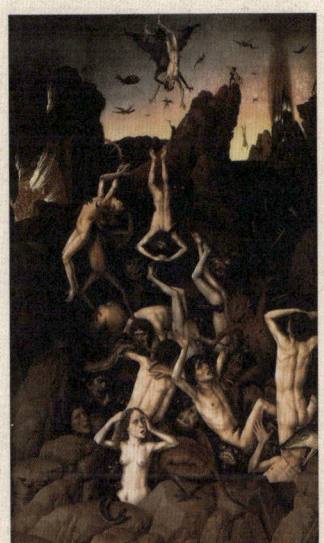

디르크 보우츠(Dirk Bouts), 〈지옥〉

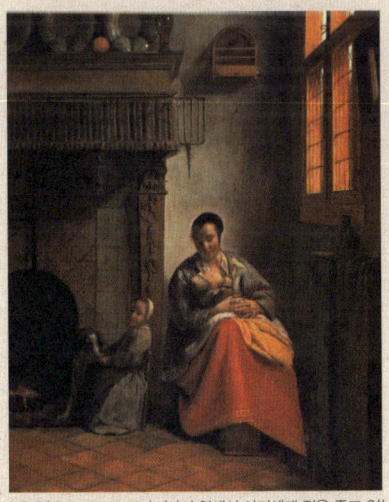

피터르 더 호흐(Pieter de Hooch), 〈아이 옆에서 아기에게 젖을 주고 있는 여인〉

있는 것이다. 아프로디테는 왜 유방을 감추고 있을까? 그것은 이 시대의 여성의 지위와 관련이 있다. 그리스 사회는 모계 사회에서 벗어나 남성들이 정치의 중심에 참여했고 여성들은 집 안으로 자취를 감추었다. 여성들은 가슴을 드러내고 다니기는커녕 집 안에서 남성들 앞에 서는 것조차 점잖지 않은 태도로 취급받았다. 유방 역시 집 안에서 조용히 아기에게 젖을 주는 존재, 드러내기에 부끄러운 존재로 취급받게 되었다.

그렇다면 성경 속 유방의 존재는 어떨까? 아기 예수에게 젖을 먹이는 성모 마리아의 그림처럼 여성의 유방은 성경 속에서도 모성의 상징이자 생명의 상징이다. 하지만 드러낸 가슴의 경우는 어떨까? 지옥에서 고통받는 남녀는 주로 나체로 그려져 있는데 그림 속에서 여성들의 벗은 몸에 붙어 있는 유방은 마치 인간의 타락한 본성처럼 표현되고 있다.

한 번 집 안으로 숨어들어 간 유방은 좀처럼 집 밖으로 나오지 못했다. 안타깝게도 수천 년이 지난 18세기 후반까지도 여성의 유방은 훌륭한 어머니가 되기 위해 아기에게 충실하게 젖을 주는 존재로밖에는 기억되지 못했다. 17세기에 네덜란드에서 유행했던 그림의 레퍼토리 중 하나가 아기에게 젖을 먹이는 인자한 어머니의 모습이었다는 것을 보면 잘 알 수 있다. 위의 호흐의 그림을 보면 따뜻한 벽난로가 있는 집 안에서 행복한 모습으로 아기에게 젖을 먹이는 어머니 그리고 옆 자리에서 불을 쬐는 큰 딸과 충실한 모습의 개 한 마리의 모습까지 아늑함을 느낄 수 있다. 그림만으로는 매우 평화로운 모습이지만 여성의 유방은 집 안에서 오랜 시간 갇혀 지내느라 조금은 지겹고 답답하지 않았을까?

세상을 향한 따뜻한 시선, 유방

물론 수백 년간 여성의 유방이 골방에 갇혀 아기에게 젖을 주는 존재였던 것만은 아니다. 여성의 유방은 세상을 향한 따뜻한 시선을 거두지 않았다. 유방이 어떻게 그런 역할을 했는지 믿을 수 없다는 생각이 들지도 모른다. 그렇다면 그림 속 유방의 이야기에 귀 기울여 보자.

르네상스 시대의 루벤스의 작품을 감상해 보자. 네델란드 암스테르담 국립 미술관에 보관되어 있는 17세기에 그려진 〈노인과 여인〉이라는 작품이다. 젊은 여자의 젖을 빨고 있는 노인의 모습은 무척 낯설게 느껴진다. 그림 속의 남녀가 서로 부녀 사이라는 사실을 알면 불쾌함을 느낄 수도 있을 것이다. 하지만 이 그림은 기원전 3세기 로마의 철학자 발레리우스 막시무스가 쓴, 아버지를 향한 딸의 사랑과 효심이 담긴 이야기를 바탕으로 그려진 그림이다.

로마 시대 시몬이라는 노인이 죄를 짓고 감옥에 갇혔다. 노인에게는 밥을 절대 주지 말라는 가혹한 형벌이 내려졌고, 노인은 감옥 안에서 굶주림에 죽어 가고 있었다. 이때 출산을 한 지 얼마 되지 않은, 노인의 딸 페로가 아버지를 면회하기 위해 감옥을 찾았다. 아기에게 줄 젖이 유방에 가득했던 딸은 굶주린 아버지를 향한 사랑으로 자신의 젖을 아버지에게 먹였다. 이를 본 사람들은 딸의 지극한 효심에 감동하여 죄인을 석방시켰다고 한다.

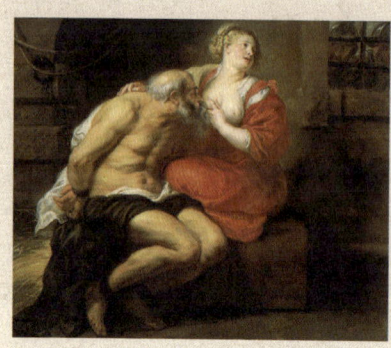

페테르 루벤스(Peter Paul Rubens), 〈노인과 여인〉

여성의 숭고한 희생과 사랑 이야기는 고대 로마 인들을 감동시켰고 이후 벽화나 그림의 소재로 꾸준히 많이 그려졌다. 특히 르네상스 시대에 루벤스는 이 이야기를 소재로 여러 작품을 그렸는데, 위의 그림은 그중 하나이다. 루벤스 이후에도 이것을 소재로 한 작품은 계속 등장했다.

이야기를 듣고 보면 위의 그림이 더 이상 외설적이거나 불쾌하게 느껴지지 않는다. 아버지와 딸의 표정에서 애틋함마저 느껴진다. 아버지를 위해 자신의 젖을 내놓은 딸을 통해 아기에게 젖을 물리는 어머니의 마음에 아버지를 향한 사랑의 마음이 더해진 숭고함을 느낄 수 있지 않은가?

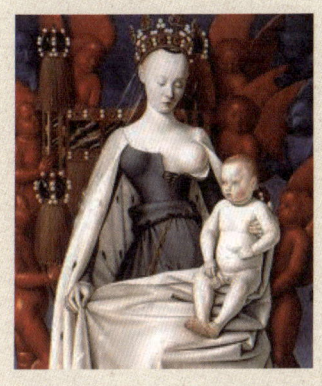

장 푸케(Jean Fouquet), 〈마리아와 아기 예수〉

욕망의 또 다른 이름, 유방

유방이 세상 밖으로 화려하게 외출을 선언한 시기가 있었다. 역사 속 유방의 또 다른 면모를 찾아가 보자.

14세기 이탈리아에서 아기 예수에게 젖을 먹이는 성모 마리아상이 그려진 지 약 1년이 지난 후 충격적인 그림이 세상에 드러났다. 아기를 앉고 한쪽 가슴을 훤하게 드러낸 이 그림의 제목은 〈마리아와 아기 예수〉이지만 실제로는 프랑스 국왕 샤를 7세의 애인이었던 아그네스 소렐을 모델로 한 초상화이다. 자세히 보면 아기는 어미의 젖을 빨지도 심지어 쳐다보지도 않는다. 그림 속의 유방이 아기에게 양식을 주는 생명의 상징은 아니라는 뜻이다.

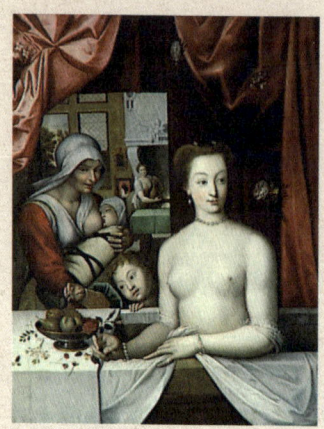

작가 미상, 〈목욕하는 여인〉, 1550년경

이 그림은 프랑스 국왕을 위해 그려진 초상화이다. 샤를 7세는 마흔이 넘은 늦은 나이에 아그네스 소렐에게 반해 미의 여왕이라는 칭호를 내리고 한없는 사랑과 더불어 막대한 재물을 베풀었다. 아그네스는 왕궁에서 왕비보다도 더 많은 수행원을 거느리고 값비싼 옷과 보석을 사들이며 사치의 여왕으로 군림했다. 왕자가 그녀를 죽이고 싶어 칼을 들고 쫓아갔다는 일화가 있을 정도로 그녀의 행각은 빈축을 샀는데 유방을 드러낸 그녀의 초상화 역시 당시 사람들의 비난을 샀다고 한다.

아그네스를 향한 왕의 사랑과 성적 욕망을 보여 주는 이 그림은 여성의 유방이 남성들에게 성적 흥분을 일으키는 존재라는 것을 표면적으로 보여 주는 데 일조했다.

그렇다면 르네상스 시대에 남성들의 욕망을 불러일으킨 아름다운 유방은 어떤 것이었을까? 당시 유행했던 유방은 의외로 작고 아담한 크기였다. '작고, 하얗고, 사과처럼 둥글고, 단단하고, 처지지 않고, 두 유방 사이가 넓게 벌어진 유방'이 그 시대의 이상적인 유방의 모습이었다. 반대로 살찌고 처진 큰 유방은 추하게 취급되어 아름다운 유방을 만들기 위한 온갖 비법이 난무했다. 16, 17세기 미용서 중에는 잘게 부순 진주와 돼지기름, 비둘기 똥, 두꺼비 눈을 이용한, 유방을 작고 단단하게 유지하는 데 효과가 있다는 온갖 믿거나 말거나 한 비방이 암암리에 돌아다녔다.

부유층 여성들은 유방이 늘어지거나 모양이 미워지는 것을 막기 위해 수유를 하지 않고 유모를 고용했다. 앞의 그림을 보면 르네상스 시대의 유방의 계급을 엿볼 수 있다. 작고 아담한 상류 계급의 유방과 그녀들의 자식에게 젖을 먹이기 위해 고용된 여성의 그 풍만한 유방은 그 크기만큼이나 계급 차이를 지닌다.

유행은 변해서 찰스 1세가 통치하는 1600년대의 영국에서는 반대로 큰 가슴이 유행했다. 재밌는 것은 작은 가슴을 만드는 온갖 약을 팔던 상인들이 이제 가슴이 커지는 각종 로션, 연고, 크림들을 팔기 시작했다는 사실이다.

이 시대는 과거에 생명의 상징으로 여겨지던 유방이 아름다움과 섹시함을 마음껏 드러낼 수 있었던 시간이었다. 물론 그 아름다움이 남성 욕망의 대상으로만 한정되어 있었지만 말이다.

저고리 사이 자유의 상징, 유방

물론 서양 역사 속에서만 유방이 존재를 드러냈던 것은 아니다. 우리 역사 속 곳곳에서도 유방 이야기를 찾아볼 수 있다. 조선 시대로 한 번 거슬러 올라가 보자. 남존여비가 팽배했던 시기인 만큼 정숙한 여인이 아름다움의 상징이었고 양반 여성의 가슴은 속곳과 치마저고리 속에 꼭꼭 숨겨져 사랑채 안에서만 겨우 숨통이 트일 수 있었다. 하지만 풍속화 속 기생들의 모습을 보면 여성들의 유방이 좀 더 자유롭게 표현되고 있다. 이 시대에는 르네상스 시대에 유행했던 유방에 비해서는 좀 더 크고 풍만한 유방이 아름답게 생각되었다. 그림 속에서 목욕을 하는 기생들의 유방은 치마 저고리 속에 숨겨져 있는 대신 과감하게 그 모습을 드러내며 유혹적이고 아름답게 표현되고 있다.

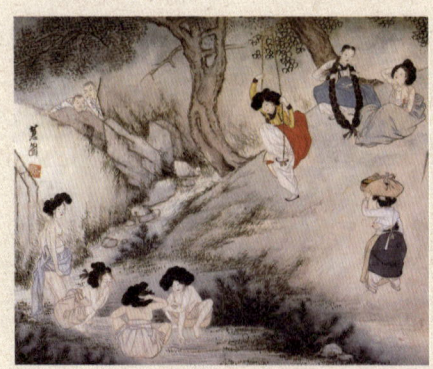

신윤복, 〈단오풍정〉

여기서 그림 한 점을 더 감상해 보자. 1914년 일제 강점기에 그려진 〈운낭자〉라는 그림이다. 27세 최홍련의 영정 그림으로 이 여성은 1881년 홍경래의 난 때 평안도 군수인 시아버지와 남편의 시신을 거두어 장사를 지내 준 공으로 조정에서 표창을 받고 사망 후에는 평양 사당에 모셔졌다고 한다. 한마디로 당시 열녀이자 존경받는 여성의 상징이었다. 하지만 아기를 안고 있는 여성은 아기가 젖을 빨고 있지 않은데도 유방이 살짝 드러나 있다. 이 시대의 분위기를 생각해 보면 조금 의외이다. 보는 이에 따라서는 모성으로 느낄 수도 있지만, 억압 속에서 누르고 눌러도 어쩔 수 없이 새어 나오는 자유와 아름다움에 대한 갈구로 바라볼 수도 있지 않을까?

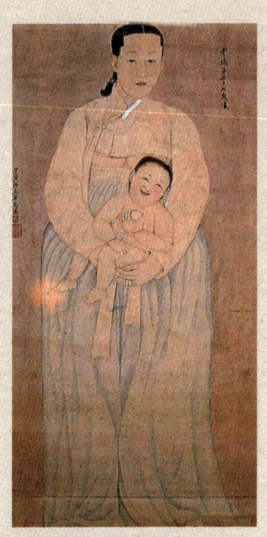

채용신, 〈운낭자〉

지금 우리에게 유방이란?

생명의 여신으로 추앙받던 유방, 한낱 미천한 신체의 일부로 구박받던 유방, 욕망의 화신으로 세상을 유혹해 온 유방까지 인류와 함께해 온 유방의 역사는 파란만장하다. 그렇다면 지금의 유방은 어느 위치에 서 있을까?

르네상스 시대 이후에도 유방은 격동의 시간을 보내 왔다. 때로는 풍만한 가슴이, 때로는 마치 남자처럼 최대한 납작하고 작은 가슴이 유행했다. 유행에 따라 여성들은 자신의 유방을 그 기준에 맞추기 위해 때로는 코르셋에 유방을 가두고, 때로는 수술대에서 유방을 키웠다.

그리고 수많은 광고, 영화, 잡지 속에서 여성의 유방은 구매를 자극하는 상업적인 수단으로 이용되었다. 이런 유방을 좀 다르게 봐야 한다는 소리가 나온 것은 불과 수십 년밖에 되지 않는다.

1960년대 들어 여성의 유방을 해방시키기 위한 적극적인 노력이 시작되었다. 브래지어로부터 가슴을 해방시키기 위해 브래지어 화형식을 거행하고, 유방을 드러낸 채 당당히 거리를 활보하기도 했다. 또 많은 사진작가와 화가가 수천 년간 남성의 시선에서 바라본 유방에서 벗어나 여성의 눈에서 본 그 자체로서의 유방에 접근하기 위해 노력하기 시작했다.

그렇다면 과연 진정한 유방의 해방이란 무엇일까? 유방의 해방에 대해 이야기하기 전에 유방 앞에 붙은 온갖 수식어를 떼어 내는 것이 가장 먼저는 아닐까? 어머니로서의 유방, 한 남자의 소유물로서의 유방, 해방으로서의 유방이 아닌, 그저 있는 그 자체로서의 유방으로 바라볼 때 우리는 진정한 의미의 유방의 모습에 한 걸음 더 다가갈 수 있지 않을까 생각한다.

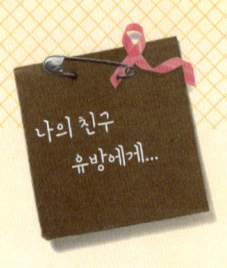

나의 친구
유방에게...

아버지와 함께한 너와의 긴 여정도 이제 끝이 나는구나.

나는 오래전부터 너에게 무척 관심이 많았단다. 유방암 전문의이신 아버지 덕분에 어렸을 때부터 너의 존재에 대해 남들보다 쉽게 익숙해질 수 있었어.

왜 여자만 유방이 있는 것인지, 왜 여자마다 유방의 크기가 다른 것인지, 유방암은 왜 생기는 것인지 너에 대한 나의 호기심은 참 다양했단다.

하지만 커 가면서 너에 대한 관심은 점점 줄어들고 대신 남들처럼 너를 은둔의 존재로 조금씩 밀어 넣었던 것 같아. 병원에서 유방암 수술을 받은 환자들을 보면서 난 네 존재가 가끔은 두렵기도 했단다.

그런데 문득 그런 생각이 들더구나. 가정의학과 의사인 나도 네가 가끔은 불편하고 두려운데, 다른 여성들에게 너는 과연 어떤 존재일까, 넌 정말 입 밖으로 소리 내어 말하기 껄끄럽고, 암이 생길지도 모르는 두려운 대상인 것일까?

'사람들에게 유방이 갖는 의미는 무엇일까,
그리고 유방의 진짜 모습은 무엇일까?'

이 작은 질문에서 아버지와 나의 이야기가 시작되었단다.

암으로부터 너를 지키는 데 평생을 바쳐 왔지만 네 진짜 속 깊은 이야기는 듣지 못했던 유방외과 의사 아버지와, 아직 유방을 대하는 것이 어색하기만한 가정의학과 의사 딸이 함께 너의 이야기에 귀를 기울여 보기 위해 뭉친 거야.

너의 생김새 하나하나부터, 네가 여성의 몸 안에서 수행하는 많은 일들 그리고 너에게 닥칠 수 있는 가장 큰 위험인 유방암 이야기까지 너에 대한 이야기라면 작은 것 하나라도 놓치지 않고 모두 들려주려고 노력했는데, 어때, 마음에 드니?

너와의 긴 여정을 마치는 지금, 내가 바라는 것은 한 가지란다. 너의 이야기를 우리와 함께 나눈 모든 사람이 네 진짜 모습을 조금 더 잘 이해하고 이해한 만큼 더 많이 사랑해 주었으면 하는 거야. 넌 사랑하고 관심을 갖는 만큼 건강해지는 존재이니까 말이야.

앞으로 더욱 더 너의 건강 지킴이로서의 역할에 충실하겠다고 약속하며 이만 쓸게. 늘 건강하렴.

너의 친구 이지연